课题项目：健康中国视域下辽宁省老年人体育健身需求与社区公共体育服务供给研究

健康中国视域下老年人健身需求与公共体育供给研究

马玲 苏莹 王刚◎著

吉林出版集团股份有限公司

全国百佳图书出版单位

图书在版编目（CIP）数据

健康中国视域下老年人健身需求与公共体育供给研究 /
马玲 , 苏莹 , 王刚著 . -- 长春 : 吉林出版集团股份有限
公司 , 2024. 8. -- ISBN 978-7-5731-5717-1

Ⅰ . R161.7；G812.4

中国国家版本馆 CIP 数据核字第 2024C0C970 号

健康中国视域下老年人健身需求与公共体育供给研究

JIANKANG ZHONGGUO SHIYU XIA LAONIANREN JIANSHEN XUQIU YU GONGGONG TIYU GONGJI YANJIU

著　　者	马玲　苏莹　王刚
责任编辑	赵萍
封面设计	李伟
开　　本	710mm×1000mm　　　　1/16
字　　数	200 千
印　　张	11
版　　次	2025 年 1 月第 1 版
印　　次	2025 年 1 月第 1 次印刷
印　　刷	天津和萱印刷有限公司

出　　版	吉林出版集团股份有限公司
发　　行	吉林出版集团股份有限公司
地　　址	吉林省长春市福祉大路 5788 号
邮　　编	130000
电　　话	0431-81629968
邮　　箱	11915286@qq.com
书　　号	ISBN 978-7-5731-5717-1
定　　价	71.00 元

前　言

　　养老现已成为和谐社会建设过程中亟待解决的重要问题。目前，我国养老模式主要由机构养老、社区养老和居家养老三种模式组成。养老机构是综合型养老服务社区，集老年人居住、护理、保健等于一体。在养老机构内，老年人可以与更多的同龄人相处交流，并得到专业的护理，安享晚年生活。健康对老年人晚年生活质量的提高至关重要。本书旨在分析健康中国视域下老年人体育服务与健康的有关内容，以及在养老机构内开展体育养老服务的措施。

　　随着人民生活水平的提高，人们对体育的需求也日益增长。当人们的体育需求在单位难以得到满足时，对体育的需求就会由单位转向社区。社区体育以其灵活的组织形式、丰富的活动内容、融洽的地域亲情、便捷的练习方法和有效的健身效果吸引着广大的社区成员。社区体育管理、社区体育组织、居民需求等方面的应用性研究，以及社区体育政策、社区体育与社会发展等方面的发展性研究是本书的重点内容。

　　老年人是全民健身活动中较为活跃的一个群体，也是当前群众体育发展的主体，老年人普遍希望通过体育锻炼来强身健体、娱乐休闲等。越来越多的老年人清楚地认识到体育锻炼具有增进健康的良好作用，参加体育锻炼的老年人队伍越来越庞大。

　　本书由三位作者共同完成。锦州医科大学的马玲编写完成第一章、第二章、第三章，共计三章的内容。沈阳师范大学的苏莹编写完成第四章、第五章、第六章，共计三章的内容。辽宁工贸学校的王刚编写完成第七章、第八章、第九章、第十章，共计四章的内容。

在撰写本书的过程中，作者参考了大量学术文献，得到了许多专家和学者的帮助，在此表示真诚感谢。但因作者水平有限，书中难免有疏漏之处，希望广大同行及读者指正。

目 录

第一章　健康中国视域下我国老年人体育服务概况⋯⋯⋯⋯⋯⋯ 1

　第一节　我国老年人及人口老龄化⋯⋯⋯⋯⋯⋯⋯⋯⋯⋯⋯⋯ 3

　第二节　老年人体育基本理论⋯⋯⋯⋯⋯⋯⋯⋯⋯⋯⋯⋯⋯⋯ 6

　第三节　老年人体育服务基本理论⋯⋯⋯⋯⋯⋯⋯⋯⋯⋯⋯⋯ 9

第二章　老年人体育服务的养老现状⋯⋯⋯⋯⋯⋯⋯⋯⋯⋯⋯⋯ 13

　第一节　养老机构体育资源配置的理论分析⋯⋯⋯⋯⋯⋯⋯⋯ 15

　第二节　养老机构老年人体育服务实施现状⋯⋯⋯⋯⋯⋯⋯⋯ 21

　第三节　养老机构老年人体育服务实施的策略⋯⋯⋯⋯⋯⋯⋯ 23

第三章　养老机构老年人体育健身研究⋯⋯⋯⋯⋯⋯⋯⋯⋯⋯⋯ 27

　第一节　养老机构老年人参加体育健身的现状⋯⋯⋯⋯⋯⋯⋯ 29

　第二节　养老机构老年人参加体育健身的建议⋯⋯⋯⋯⋯⋯⋯ 30

　第三节　养老机构老年人参加体育健身活动的效果⋯⋯⋯⋯⋯ 35

第四章　养老机构老年人体育锻炼安全探析⋯⋯⋯⋯⋯⋯⋯⋯⋯ 37

　第一节　养老机构老年人体育锻炼安全的理论基础⋯⋯⋯⋯⋯ 39

　第二节　影响养老机构老年人体育锻炼安全的因素⋯⋯⋯⋯⋯ 41

　第三节　养老机构老年人体育锻炼安全防范的对策⋯⋯⋯⋯⋯ 49

第五章　老年人人文健身环境⋯⋯⋯⋯⋯⋯⋯⋯⋯⋯⋯⋯⋯⋯⋯ 59

　第一节　城市环境与体育健身⋯⋯⋯⋯⋯⋯⋯⋯⋯⋯⋯⋯⋯⋯ 61

　第二节　城市人文社会环境下的体育健身选择⋯⋯⋯⋯⋯⋯⋯ 66

　第三节　城市体育健身人文环境的净化与保护⋯⋯⋯⋯⋯⋯⋯ 84

第六章　老年人绿色健身环境 ·· 87

　　第一节　城市自然环境的概念及构成 ·························· 89

　　第二节　城市体育自然环境的选择 ···························· 89

第七章　老年人科学健身的机体内环境 ···························· 103

　　第一节　健身运动的"内环境"和"择时健身" ·············· 105

　　第二节　"择时健身"锻炼的基本方法 ······················ 108

　　第三节　"择时健身"的科学调控 ·························· 112

第八章　老年人健身的建议 ·· 113

　　第一节　老年人健身宜早 ·································· 115

　　第二节　营造好情绪 ······································ 115

　　第三节　坚持适量运动 ···································· 121

第九章　老年人体育服务社会支持系统实现路径 ·················· 131

　　第一节　老年人体育服务社会支持系统构建 ················ 133

　　第二节　老年人体育服务社会支持系统实现策略 ············ 148

第十章　老年人体育服务供给优化的策略 ························ 161

　　第一节　我国社区老年人体育服务供给优化的对策 ·········· 163

　　第二节　我国社会力量参与老年人公共体育服务供给的优化策略 ········· 167

参考文献 ·· 169

第一章　健康中国视域下我国老年人体育服务概况

　　本章为健康中国视域下我国老年人体育服务概况，共分为三节，分别是我国老年人及人口老龄化、老年人体育基本理论以及老年人体育服务基本理论。

第一节　我国老年人及人口老龄化

一、老年人

在《新华字典》以及《现代汉语词典》中，"老"有多种含义，其中第一种解释是"年岁大（与幼、少相对）"。东汉的许慎在《说文解字》中指出，"七十曰老，从人、毛、匕，言须发变白也"。可见，对于"老年"的界定，古人主要着眼于个体年龄。随着社会的发展、学科分类的日趋复杂，以及研究问题的起点和重点不同，人们对"老年人"的界定越来越多样、深入、细致，研究者对"年龄"的理解也千差万别[①]。当今国际学术界通行的做法是以年代年龄、生理年龄、心理年龄和社会年龄界定。

（一）基本定义

不同的文化圈对老年人有着不同的定义，由于生命周期是一个渐变的过程，壮年到老年的分界线往往是很模糊的。有些人认为做了祖父、祖母就是进入了老年，有些人认为退休是进入老年的一个标志。

按照国际规定，65 周岁以上的人即确定为老年人；《中华人民共和国老年人权益保障法》第二条规定，老年人的年龄起点标准是 60 周岁，即凡年满 60 周岁的中华人民共和国公民都属于老年人。

一般来讲，进入老年的人在生理上会表现出新陈代谢放缓、抵抗力下降、生理机能下降等特征。头发、眉毛、胡须变得花白也是老年人明显的特征之一，部分老年人会出现老年斑、记忆力减退等症状。

（二）定义分类

1. 年代年龄

年代年龄，也就是出生年龄，是指个体离开母体后在地球上生存的时间。西方

---

① 运动健身引领社交新风尚 [N]. 经济日报，2024-03-16（8）.

国家把 45～64 岁称为初老期，65～89 岁称为老年期，90 岁以上称为长寿期。我国以 60 岁作为划分老年人的通用标准。就年龄阶段而言，60～89 岁为老年期，我们称之为老人；90 岁以上为长寿期，我们称之为长寿老人；而 100 岁以上称之为百岁老人。

世界卫生组织将 15～44 岁的人群称为青年人，将 45～59 岁的人群称为中年人，将 60～74 岁的人群称为年轻老年人，将 75 岁以上的人群称为老年人，把 90 岁以上的人群称为长寿老人。

2. 生理年龄

生理年龄是指以个体细胞、组织、器官、系统的生理状态、生理功能以及反映这些状态和功能的生理指标所确定的个体年龄。生理年龄可分为 4 个时期：出生至 19 岁为生长发育期，20～39 岁为成熟期，40～59 岁为衰老前期，60 岁以上为老年期。但生理年龄和年代年龄的含义是不同的，往往也是不同步的。生理年龄主要由血压、呼吸量、视觉、血液、握力、皮肤弹性等多项生理指标决定[①]。

3. 心理年龄

心理年龄是指根据个体心理活动的程度所确定的个体年龄。心理年龄以意识和个性为主要测量内容。心理年龄分为 3 个时期：出生至 19 岁为未成熟期，20～59 岁为成熟期，60 岁以上为衰老期。心理年龄在 60 岁以上的人被认为是老年人。心理年龄和年代年龄的含义是不一样的，也是不同步的。如年代年龄 60 岁的人，他的心理年龄可能只有四五十岁。

4. 社会年龄

社会年龄是指根据一个人在与其他人交往中的角色作用所确定的个体年龄。

综上所述，年代年龄、生理年龄、心理年龄和社会年龄的关系为，年代年龄受之父母，不可改变；生理年龄、心理年龄和社会年龄可以通过身心锻炼、个人努力加以改变，推迟衰老，弥补其不足。

---

① 方舒，卢兴.社交媒介赋能健身运动：随迁老人社会适应研究 [J].湖北体育科技，2024，43（2）：70-74，91.

二、人口老龄化

（一）定义

人口老龄化是指随着人口生育率的降低和人均寿命的延长，总人口中因年轻人口数量减少、年长人口数量增加而导致的老年人口比例相应增长的动态。按照国际通用标准，当一个国家或地区 60 岁以上老年人口占总人口数的 10%，或 65 岁以上老年人口占总人口数的 7% 时，即意味着这个国家或地区处于老龄化社会。

（二）人口老龄化背景

自进入 21 世纪以来，人口老龄化问题已经演变为全球性问题。全球人口老龄化问题严峻，其中老龄化问题最为明显地体现在一些欧洲国家，且占比较大的大多为发达国家，例如日本、意大利、德国、法国等国家。据智研咨询发布的《2020—2026 年中国养老产业市场研究及发展趋势研究报告》，目前，日本是全球人口老龄化最严重的国家，65 岁以上人口的比例达到了 27%，排名世界第一，意大利 23%、德国 21% 位居第二名和第三名。对于今天的中国来说，人口基数大，经济发展突飞猛进，同样也面临着人口老龄化的难题[①]。

据国家统计局数据，截至 2019 年末，全国 60 周岁及以上人口为 25 388 万人，占比 18.1%。其中，65 岁及以上人口为 17 603 万人，占比 12.6%。与 2018 年末相比，16～59 岁劳动年龄人口减少 89 万人，比重下降 0.28 个百分点；老年人口比重持续上升，其中，60 岁及以上人口增加 439 万人，比重上升 0.25 个百分点；65 岁及以上人口增加 945 万人，比重上升 0.64 个百分点。

老龄化的发展趋势是不可逆转的。老年人口基数大、增长速度快，同时呈现出了高龄化、空巢化趋势，失能、半失能老人数量剧增，老年人的健康和养老问题亟待解决，这也促使我们不得不重新探索和寻求提升老年人生命质量的新型养老服务模式。

---

① 左翰嫡，文子玉.推广体育运动 助力全民健身 [N].中国纪检监察报，2024-03-10（2）.

（三）老龄化发展趋势预测

预计到 2025 年，我国 60 岁以上老年人将达到 3 亿，占比为 21%；65 岁以上老年人比例也将达到 13.7%，接近深度老龄化社会。我国将在 2027 年进入深度老龄化社会，即 65 岁以上老年人占比高于 15%。

2030 年，我国 60 岁以上老年人比例将接近 25%，65 岁以上老年人比例将达到 16.2%。

2040 年，我国 60 岁以上老年人占比将达到 30%，65 岁以上老年人比例将达到 22%，进入超级老龄化社会。

2050 年，我国 60 岁以上老年人数量将达到 4.34 亿，占比达到 31%；65 岁以上老年人比例将达到 25%。

2010—2040 年是我国老龄化社会迅速发展的时期，这是由于从 2010 年开始，在中华人民共和国成立之后婴儿潮出生的婴儿将相继步入老年，直到 2040 年。自 2040 年开始，我国老龄化速度会有所减缓。但是，2040 年之后我国老年人比例仍将居高不下，长期徘徊在 30% 左右。

在城市化进程不断加快、人口老龄化愈演愈烈的大背景下，中国社会养老体制的改革显得任重道远。专家表示，以可持续性发展为目标的社会养老体制改革是关键。

第二节　老年人体育基本理论

一、老年人体育概念

通过文献检索发现，我国学术界针对"老年人体育"的研究成果颇丰，但在研究过程中对"老年人体育"这一概念进行明确界定的研究成果却少之又少。在这些为数不多的概念界定中，我国知名体育学者卢元镇的观点较具代表性，他认为，"老年人体育就是针对老年人的生理、心理特点施行的各种身体锻炼方法和手段的总称"。

　　此外，王燕鸣从体育的内容层面对老年人体育做了界定，认为："老年人体育是社会各界、广大老年人体育理论与实践活动的总称，内容包括老年人体育基础理论、老年人体育法规政策、老年人体育组织、老年人体育场所、老年人体育运动项目、老年人体育竞赛、老年人体育表演、老年人体育培训等。"[①]戴志鹏按照老年人的分类标准，从年代年龄、生理年龄、心理年龄与社会年龄的维度分析了老年人体育的含义。他认为，"基于年代年龄，我国的老年人体育属于年代年龄在 60 岁及以上人群参与的适应身体活动；基于生理年龄，老年人体育是具备基本身体活动能力的老年人参与的适应身体活动；基于心理年龄，老年人体育是一种在参与意愿、活动内容和活动参与方式上具有鲜明差异的适应身体活动；基于社会年龄，老年人体育是一项与社会支持体系存在着密切关联的社会福利事业"。

　　参照以上学者对老年人体育概念以及内涵的分析，笔者认为老年人体育是指年龄在 60 岁以上的老年群体所从事的适应性身体活动。这种适应性身体活动是指不同地域、不同老龄阶段、不同身体状况的老年人所能从事的，适合自己的身体活动。这一界定之所以强调体育活动的适应性，是因为老年阶段跨度大，有 75 岁以下的年轻的老年人，也有 90 岁以上的高龄老人。身体状况的不同，使他们的体育活动的能力呈现出了很大的差异性。即使是同一年龄阶段的老年人，因为身体状况的差异，体育活动的能力也会有显著差异。另外，地域、受教育程度等均会对老年人的体育活动产生一定的影响。[②]因此，鉴于老年人体育活动的这些差异性，本书界定的概念强调老年人体育活动的适应性与其活动项目和内容的差异性。

二、老年人体育的复杂性

　　依据年代年龄维度，我国的老年人体育属于"年代年龄在 60 岁及以上人群参与的适应身体活动"。老年人体育不能与社会体育中其他人群的体育活动简单

---

① 王文魁，贾绮，张锋. 全民健身运动对我国体育产业发展的推动价值探析 [J]. 文体用品与科技，2024（5）：10-12.

② 马晓强. 高校跳绳项目对全民健身发展的贡献研究 [J]. 文体用品与科技，2024（5）：13-15.

混同，我国的老年人体育事业兼具社会体育事业和老龄事业的双重属性，属于社会福利事业范畴。

依据生理年龄维度，老年人体育是具备基本身体活动能力的老年人参与的适应身体活动。一般情况下，这种身体活动能力主要与肌力和肌张力两个相对客观的指标有关。肌力指主动运动时肌肉的收缩力，包括手部肌力、上肢肌力和下肢肌力；肌张力指静息状态下肌肉的紧张度。从参与适应身体活动的生理指标来看，老年人体育并非所有的老年人都能参与，具备基本的身体活动能力是进行老年人体育的前提。处在半自理和完全不能自理状态下的老年人，纵使在个护状态下也能进行一些适应身体活动，但这种适应身体活动在很大程度上是属于医疗范畴，而非体育范畴。换言之，现实生活中的老年人体育是一种条件性参与，即老年人基本身体活动能力的差异性决定了他们参与适应身体活动的内容选择。

依据心理年龄维度，老年人体育在参与意愿、活动内容、参与方式等方面具有鲜明的差异性。在老年人体育的参与意愿方面，身体健康的消费主义者类型的老年人参与体育活动的意愿较为强烈，体育与音乐、美术等其他活动共同构成了他们的闲暇生活内容，在满足他们的多元精神文化需求方面具有积极的作用；身体健康的遁世主义者类型的老年人参与体育活动的意愿相对较弱，要让体育活动成为他们日常生活的重要内容，必要的引导和支持便显得尤为重要。在老年人体育的活动内容选择方面，既有传统的武术健身活动，也有时尚的广场舞等活动；既有注重身体机能锻炼的散步、器械等健身活动，也有注重技艺展示的抖空竹、放风筝等健身活动；既有单一的体育健身活动，也有体育与音乐、艺术等相结合的文体活动。在老年人体育的参与方式方面，既有单独的体育锻炼方式，也有文体俱乐部或文体草根组织的群体参与方式。在现实运行中，老年人体育是一种在参与意愿、活动内容和活动参与方式上具有鲜明差异性的适应身体活动。

依据社会年龄维度，社会支持是老年人参与体育活动的一个重要变量。社会支持是指客观的、可见的或实际的支持。需要指出的是，老年人体育的社会支持与他们曾经的社会角色密切关联，这种社会支持并非孤立存在，而是依存于老年人与他人的关系中。有研究者指出，"只有针对增加社会交往来设计老年人的体育锻炼方案或措施，才能有效地提高老年人体育锻炼的幸福感"。由此可见，老年人体育是一项与社会支持体系存在密切关联的社会福利事业。

回顾历史，社会变迁和社会转型也一直是影响我国老年人体育事业发展的重要变量。随着我国公共服务体系和养老服务体系的逐渐完善，我国的老年人体育必将逐步存在于城乡公共服务均等化体系的社会福利事业范畴之中，养老服务体系、全民健身服务体系和公共服务体系将共同为我国的老年人体育事业发展提供支持。

第三节 老年人体育服务基本理论

一、老年人体育服务的概念

近年来，使用"体育公共服务"和"公共体育服务"的频率相差不大。大多数研究者并没有刻意去区分这两个词。尽管表述上有词序的差别，但含义上却大同小异，都认为是政府部门为满足公众的体育需要而向其提供的公共体育产品及服务的总称。本节为了避免上述概念在表述上带来歧义，使用的是"体育服务"的概念，泛指老年人在体育参与过程中所需要的各种体育产品与体育服务，包括政府、社会组织以及社会商业机构所提供的体育服务。鉴于当前大多数老年人体育活动的场所存在于社区的公共体育场地中，因此老年人的体育服务以政府提供公共服务居多。同时，由于公共服务的社会化已成为一种趋势，在社区公共体育场地中进行体育活动，老年人有可能使用的是由私人机构提供的服务。

二、老年人体育服务的内容

目前，我国学界关于体育服务的研究成果主要是基于 21 世纪学界对体育公共服务体系的研究提出来的。随着国家建设"服务型政府"以及政府公共服务实践的推进，体育学界开始研究体育公共服务问题。

在老年人体育服务内容方面，许多学者通过对某省或某市老年人体育需求的调查，提出了老年人体育服务的对策与内容。例如，廖建媚（2008）对厦门老年女性体育参与现状与需求情况进行调查研究后指出，厦门市老年女性对社区场地设施需求强烈，非常渴望有专业的从业人员指导她们进行体育锻炼以及帮助她们合理选择运动项目，为她们提供运动方案等；施学莲（2012）通过对江苏 13 个市县进行实证调查研究发现，老年人对公共体育服务的需求主要包括健身场馆、体育公共设施、体育活动组织者、社会指导员等几方面[1]；许晓峰（2011）对山东省城镇和农村老年居民的调查显示，两类群体中对公共体育场地需求比例分别为 78.5% 和 96.4%，而对体育指导服务的需求比例为 88.2% 和 65.9%；楚继军（2016）从场地设施、经费投入、活动组织、健身指导和信息提供五个方面分析了广州市老年人体育公共服务的供给现状与需求。

本书把老年人体育服务需求的内容概括为体质监测服务、体育活动服务、体育设施服务、体育组织服务、体育指导服务以及体育信息服务六个方面。这一内容是参照上述学界对体育服务以及老年人体育服务需求的内容总结出来的。国家非常重视国民体质监测，《"健康中国 2030" 规划纲要》出台以后，各地卫生与体育部门都非常重视健康问题，体质监测相关硬件与软件条件都已具备。同时，体质监测数据在客观上有助于老年人了解自己的体质状况，也有助于体育指导员开具科学健身的运动处方。因此，本书在五大要素的基础上，增加了"体质监测服务"这一内容。

三、老年人体育服务的属性

公共物品理论认为，具有消费或使用上的非竞争性和受益上的非排他性等特征的社会产品称为纯公共产品，一般由政府提供；带有部分上述特征的社会产品称为准公共物品，一般由政府和市场共同提供；不具有上述特征的社会产品称为私人物品，一般由市场提供。从目前老年人体育服务的实际情况分析，我国老年人口基数大，老年人能享受的体育公共服务资源有限，每多一位老年人享受体育

---

[1] 王捷，郭雪峰，王向阳.身心健康：夯实健康驻马店建设基础 [N].驻马店日报，2024-03-06（8）.

服务，就会使投入成本上升或其他老年人享受服务的减少，老年人体育服务在消费或使用上就具有了部分的竞争性和排他性的特征。因此，老年人体育服务在一定程度上具有准公共物品的属性，而准公共物品的提供理论上应由政府和市场共同承担。本书中的老年人体育服务的主体既包括政府提供的产品和服务，又包括市场和其他社会组织以及个人提供的产品与服务。

第二章 老年人体育服务的养老现状

本章为老年人体育服务的养老现状，共分为三节，分别是养老机构体育资源配置的理论分析、养老机构老年人体育服务实施现状以及养老机构老年人体育服务实施的策略。

第一节　养老机构体育资源配置的理论分析

一、养老机构体育资源配置研究的理论基础

（一）我国公共事业组织管理的理论研究

公共事业是国民经济发展中具有重要作用的基础事业，具有全局性和先导性，不仅能为社会各方面提供基础设施，同时还是维持社会可持续发展的重要因素。公共事业的范围很广，包括整个社会事业或社会公众事业，服务范围涉及以下几个方面：科学研究事业、教育事业、文化事业、体育事业和公共卫生事业等。随着社会的进步与经济的发展，社会成员对公共事业的需求也是不断增长的。如何才能以最小的成本，满足社会中老年人对公共产品、公共设施、公共服务和公共安全的需求呢？人们对公共事业不断增长的需求和公共事业自身所具有的复杂特点，有组织、有计划地对公共事业进行监督、控制和管理变得非常有必要，这就是公共事业管理。公共事业管理是指国家政府和公共组织充分利用社会上的各种资源，不以营利为目的地积极解决社会公共问题。目前，公共事业管理已发展成为以管理学、政治学和经济学等多学科为研究对象的边缘性交叉学科，研究公共组织的管理活动及其规律的学科体系，并被广泛应用于科、教、文、卫等事业的管理之中，对我国社会经济、政治整体运行和民众日常生活起着非常重要的作用。开展公共事业管理的相关研究既是学术界的重要课题，也是促进我国行政体制改革深入发展的需要。

公共事业管理的核心是公共利益，虽然管理的前提不是为了盈利，但是并不等于不会盈利。事实上，公共事业赚取的利润必须用于公共事业的组织与建设，用于提高社会公共服务的质量和效率，而不能对赚取的利润进行分配。

我国公共事业的组织、运行和管理几乎都是由政府来完成的，但是仅靠政府的力量是不够的，政府职能的转变是必由之路。由此可知，政府和非政府组织一定要进行合理有序的分工协作：投入资金多、规模宏大、涉及面广的公共事业由

政府管理；涉及面小，具体到某个方面、某地域范围或是某个行业领域的公共事业管理，则由专业性强、覆盖面广、灵活性大的非政府组织进行管理。政府和非政府组织合理的分工协作是有效管理公共事业的必要保证，也是政府和非政府组织良性运营的基础，同时也会促进社会的可持续发展。

（二）我国非政府组织管理的理论研究

非政府组织（Non Government Orgnization，NGO），是介于工商企业组织和政府组织之间的第三种类型，具有非政治性、非营利性和非宗教性。它不以营利为目的，会在企业和政府未开展活动的领域，为社会提供公共产品和公共服务。在我国，中华慈善总会、中国人口福利基金会、中国青少年发展基金会等都属于非政府组织。这些非政府组织的出现，有效地减轻了政府负担，缓解了社会矛盾，为推进我国社会事业的发展提供了条件。非政府组织具有社会性、组织性、公益性、自治性、非政府性和非宗教性等六大特征，其活动范围涉及社会生活的各个方面，包括扶贫、妇女、孤儿、残障儿童、老人、流动人口、艾滋病、环保和法律援助等各个领域，且正在不断发展壮大。非政府组织是公共管理的重要内容之一，同时也是公共管理的参与者。公共管理包含两个要素，即管理性和公共性。[①]单从管理层面来说，为了实现高效率的管理，就需要通过计划、组织、指挥、协调、控制等手段，以达到对资源的有效配置。从这个意义上来说，非政府组织管理就是通过计划、组织、控制等手段来配置人力、物力和财力资源，从而最大限度地完成预期目标。

二、养老机构体育资源配置的原则、目标和机制分析

（一）养老机构体育资源配置的基本原则

1. 共享性原则

共享性原则也可以称为公益性原则，这一原则是社区体育资源进行配置时首先要遵循的原则，同时也是养老机构在进行体育资源配置时应该遵循的基本原则。发展老年体育事业是政府应该承担的责任和应尽的义务，参与体育活动也是

---

① 运动健身引领社交新风尚 [N]. 经济日报，2024-03-16（8）.

每一位老年人应该享有的基本权利。养老机构的体育资源是有限的，所以，必须在有限的体育资源内，实现资源的合理、有效共享。从这里可以看出，共享性原则是指贯彻"以人为本"的人文关怀理念，使每位老年人公平地享有各种体育资源。

2. 可操作性原则

可操作性原则是在对社区体育资源进行优化配置时，必须严格遵守的原则之一。具体来说，是指在对社区体育资源进行配置的时候，应该运用科学的理论方法，对本社区的情况有一个全面的掌握，包括本社区的地理位置、人口构成、社会层次、人际关系状况、文体活动情况及需求、社区公共空间和公共文体设施等。只有真正了解了以上具体信息，社区体育资源才有可能得到合理配置。

3. 计划与市场协调配置的原则

计划与市场协调配置是在养老机构体育资源进行配置的过程中应该遵循的一个基本原则。贯彻这一原则是为了进一步优化体育资源的配置，让每一位老年人最大限度地享有体育资源。举例来说，社会市场可以提供体育保健康复咨询、体育书籍、体育健身器材等资源，而养老机构可以对其进行适度的宏观调控，这样既可以使资源配置科学化、规范化、合理化，又可以减少资源的浪费。[1]归根结底，这一原则就是指以市场机制作为资源配置的基本手段，通过老龄委、社区居委会等进行适度的宏观调控，从而让其最大限度地发挥社会效益和经济效益。

（二）养老机构体育资源配置的目标

1. 社会目标

构建社会主义和谐社会，就是要实现社会各成员、阶层、行业、群体、集团之间的相处融洽和协调，实现人与人之间的相互尊重、信任和帮助，最终实现人与人和谐共存的一个良性运行的环境。老年人是我国人口的重要组成部分。随着老龄化趋势的发展，如何统筹人口老龄化与经济社会协调发展，成了一个重要问题。因此，养老机构在进行体育资源配置时，就应该以构建和谐社会、实现"健康老龄化"为目标。

---

[1]　方舒，卢兴.社交媒介赋能健身运动：随迁老人社会适应研究 [J].湖北体育科技，2024，43（2）：70–74，91.

2. 健康目标

健康目标是养老机构对体育资源进行优化配置的根本出发点，它不仅要满足城市老年人身体健康的需要，还应该起到娱乐身心的作用，最大限度地让每一位老年人形成正确的体育锻炼方式和健康的心理，实现"健康老龄化"。

（三）养老机构资源配置机制

资源配置机制是指对资源的数量、质量、结构、分布等方面进行调节和分配的机制，它包含经济、政治、文化等多种机制。一般而言，资源配置机制是从经济角度来分析，包括人们常说的市场机制、计划机制以及市场和计划相结合的调节机制。在自由经济条件下，人们必然会追求自身利益最大化，此时市场这只"看不见的手"就会发挥有效配置经济资源的作用，从而使社会效益最大化。市场调节机制能够使人们自发地参与市场经济资源配置。凯恩斯主义产生后改变了人们对于市场调节机制的看法，在凯恩斯主义者看来，单纯依靠市场配置资源的作用是有限的。市场调节是不科学的，政府必须采取行政手段进行干预。具体来讲，就是政府在市场调节作用有限时，政府通过财政政策、投资、货币管理等方式来干预经济发展方向，该调节机制就是政府干预机制。之后，马克思和恩格斯提出了资源的直接计划配置方式。然而，计划配置方式具有滞后性，并不能使一国经济得到更好的调节，后来就和市场配置资源的方式并存。纵观历史，尤其是世界经济发展史，没有一种资源配置方式是固定不变的。采取何种资源配置方式应当从实际情况出发，必须符合社会经济发展的不同阶段和不同领域的要求。在我国养老机构发展的初期，其服务对象主要是针对城镇中"无劳动能力、无生活来源、无赡养人和抚养人"，以及农村中"保吃、保穿、保住、保医、保葬"的特殊老人，其配置方式是在政府计划指导下进行的，其经费来源也主要是靠政府的财政拨款。随着我国经济实力的增强，我国的社会福利事业不断发展，越来越多的社会力量参与到养老机构的建设中来，其服务对象也开始向普惠型转变，市场机制开始发挥配置资源的作用。[①] 在养老机构资源配置的过程中，既要坚持政府的主导地位及宏观调控，又要注重市场在养老机构资源配置中基础性的地位。市场主导，多

---

① 左翰媂，文子玉.推广体育运动 助力全民健身 [N].中国纪检监察报，2024-03-10（2）.

方力量参与实现养老机构资源的优化配置，有利于使养老机构事业可持续发展。

三、养老机构完善的体育资源配置理论分析

养老机构管理范围一般包括生活照料、康复护理、精神慰藉和文体娱乐等，在提供服务的同时，必要的配套设施和经营管理理念是前提。

（一）配套设施是养老机构体育事业良好运营的基础

场地设施是构成养老机构体育服务的重要物质基础，创设和利用良好的健身、文化娱乐设施并提供相应的定期维护和保养服务，是鼓励老年人进行健身活动的重要措施。体育场地设施服务可以分为硬件服务和软件服务两个方面。其中，体育场地设施硬件服务包括提供基本运动场地（室内与室外）、健身设施和辅助设施（康复保健护理）等。基本设施服务强调设施的适用性和安全性，设施的适用性不仅包括物理学特征，还包括心理学要求。体育场地设施软件服务包括设施经营性质、设施经营策略等，要正确、有效地对体育设施及场地进行管理，保证其良好地运营。

（二）体育人才指导是养老机构体育事业可持续发展的重要因素

养老机构老年体育事业要想顺利开展，就必须有大批掌握社会体育工作知识技能的人才到养老机构中工作。只有科学、安全、健康地健身，才能够获得良好的健身效果，所以体育指导服务是养老机构老年人科学健身的前提。针对目前进入养老机构的体育人才屈指可数的情况，专家提出体育服务人员不仅可以是社会体育指导员，还可以是高校学生志愿者或是兼职人员等；指导服务的内容也是多层面的，包括体育咨询服务、运动处方与医学监督、体育教学服务和运动技术服务等。

（三）资金支撑是养老机构老年人体育事业良性运转的重要保证

政府要制定相关政策来保证、扶持养老机构的发展。其中，任何一项事业的发展都离不开资金的支持，养老事业更是如此。老年群体是一个弱势群体，其需要的资源必须是质量可靠的，所以，政府应该鼓励多方资金的投入，实现资金渠道多元化。这样不仅可以减轻政府的财政压力，还能使养老机构长期发展。鼓励社会各

方，尤其是企业参与到投资中来；鼓励国内外机构和个人投资；鼓励社会各界力量的资助，扩大养老服务机构的资金总量，保证其有条件扩大服务规模、提高服务质量、改进服务项目，以更好的发展态势吸引更多的资金，从而形成一种良性循环。

（四）经营管理理念在养老机构体育事业的发展中占主导作用

先进、有效的经营管理理念是一个企业良好发展的决定因素。老年体育要想健康运行，长足发展，就得积极探讨新的、有效的经营管理方法，来保障广大的老年人公平地享有体育服务权益。

1. 总体把握非营利性、公益性

（1）回报的长期性

"回报的长期性"而非"短期的暴利行为"。如果只考虑资金回报，势必会造成超出现阶段老人实际消费水平的价格定位或盲目地降低成本（低成本运作带来的就是服务风险）。同时，未把握非营利性、公益性，也会在社会资源开发和政府扶持方面受到制约。要在调查研究的基础上有计划地发展定位（全护理型、自理型，还是复合型，小型机构尽量不要采用复合型定位；把好入住关，特别是入住老人的评估工作，入住对象要与发展定位匹配）。

（2）社会效益与经济效益

经济效益与社会效益同等考虑。事实上，社会效益与经济效益是同步增长、相互促进的。

2. 给老人"家"的感觉

（1）是家非家

机构有专业化的照顾，而家里没有；机构也不是医院，但是从设计、装饰、管理和服务来看都很像医院。

（2）是家即家

老人是"住养"而非"治病"，老人与工作人员是亲人而非"医生与病人"的关系。

3. 和谐机构理念——"多元化"的沟通

养老机构是社会公共服务的一个窗口，切忌"闭关办院"，要注重与政府、社会、老人、家属以及员工进行沟通。管理的核心也是"沟通"。

（1）与政府的沟通

积极支持行业协会的工作，多参与，多配合，勤走，勤访，勤交流。

（2）与社会的沟通

充分利用机构的设施资源来拓展服务，打开"院墙"办院。例如，目前政府正在大力拓展居家养老服务，开办临时寄养服务等。在开发社会资源的时候，注重运用"客户管理"的理念，不要觉得对方是应该的，应该帮助共建单位进行宣传，定期回访共建单位。

（3）与老人的沟通

一定要树立亲情服务的理念，特别是入住率比较低的机构，因为老人的口碑宣传比任何宣传途径都要好，他们会帮助机构宣传，带来自己亲朋好友和邻居；发挥民主管理委员会的作用，不要走形式，多听他们的意见并积极反馈落实，同时利用他们的资源来降低机构的成本。[①]

（4）与家属的沟通

平时要注意与家属的沟通，在老人与院方产生矛盾的时候，家属也会考虑院方的难处。建立家属委员会，一方面要让家属参与民主管理，另一方面也是开发社会资源的有效途径。

（5）与员工的沟通

员工，特别是一线护理人员，他们是直接服务老人的，他们的情绪会直接影响老人和家属。

第二节　养老机构老年人体育服务实施现状

一、养老机构体育场地设施情况

体育场地是老年人参与体育锻炼的场所，养老机构应将体育场地设施的建设

---

① 王文魁，贾绮，张锋. 全民健身运动对我国体育产业发展的推动价值探析 [J]. 文体用品与科技，2024（5）：10-12.

和开发利用作为重要的工作内容，养老机构体育场地的重点是增加老年人可用场地面积、功能，并提高场地使用率。体育器材是老年人参与体育锻炼的关键因素，老年人体育锻炼活动的内容与效率都取决于提供体育器材的种类。

通过对各地区选取的多家养老机构进行调查得知，26%的老年人锻炼身体的场地是养老机构周围的空地，22%是利用政府提供的健身路径进行锻炼，还有少数老年人选择距离养老院相对较近的公园来锻炼身体。养老机构一般不会让老年人外出锻炼，一方面是因为老年人出去锻炼不安全，另一方面是因为没有专业的锻炼人员指导会降低老年人体育锻炼的效果。

二、养老机构体育活动组织情况

在调查中发现，有35%的养老机构是由机构自身组织体育活动，31%的养老机构是自发组织，社区老年体育协会组织和企业体育组织分别占了12%、22%。社区老年体育协会是协助养老机构组织体育活动的关键部门，是老年体育工作的发展者、老年体育活动的组织者、老年体育信息的宣传者等。据调查，只有少部分养老机构的体育活动的组织是由老年体育协会协助完成的。无论是养老机构组织、社区老年体育协会组织，还是企业体育组织，在组织的过程中，组织者对场地的选择、设施的准备、活动时间的考虑、活动内容的确定等，都需要事先了解之后才能作出决定。政府不仅要加大对养老机构体育服务的经费投入，还需提高对养老机构体育活动组织的积极性。

三、养老机构体育活动内容情况

据笔者走访调查，发现大多数老年人选择慢走。但是，慢走对于自理老年人而言，达不到锻炼的目的，半失能老年人选择棋牌的较多。在实地调查中发现，多家养老院有专门的乒乓球场地，即使在冬天，也阻挡不住老年人对体育娱乐的积极性，尽管是戴着手套打球，他们也要一决高下。多数养老机构开展的体育活动内容有太极拳、健身操等。

四、养老机构体育指导情况

据调查，96% 的养老机构是没有指导员的，专业的体育指导员更是少。体育指导员是体育事业健康科学开展的重要因素，养老机构体育锻炼指导对老年人来说是非常有益的，包括对老年人体育活动的指导和对老年人身体锻炼的指导，能够使老年人掌握体育锻炼的方法，学会科学健身。在体育指导员配置上，公办养老机构比民办养老机构做得相对要好。

五、各地区养老机构体育信息情况

手机或养老机构老年人非常希望获得信息服务。在部分养老院，老年人通过相互读报纸的方式来获取有关健身养生的知识，还有个别老年人自己带着收音机给其他老年人播放等。部分养老机构会对老年人进行分类，这样在管理和宣传上具有针对性。

第三节　养老机构老年人体育服务实施的策略

一、加大养老机构体育场地设施建设

养老机构体育场地设施的健全是开展老年体育活动的一个重要条件，不同的使用目的，对体育器材的要求存在差别。根据养老机构建设床位数，来决定体育场地建设面积的大小，体育健身器材至少要达到国家标准。失能的老年人对体育场地设施的要求可能是一个简单的类似扶手的器材，以供他们保持平衡；上肢半失能的老年人对体育场地设施的要求是供他们能正常保持下肢运动的器材，如站姿勾脚、坐姿提踵（一个靠背健身椅）等；下肢失能的老年人对体育场地设施的要求是能开展室内的棋牌室、搓绳、旱地划船、手指操等体育活动；自理老年人对体育场地器材的要求没有失能和半失能的老年人要求那么高，只要是安全且简单的体育设施就可以满足他们健身锻炼的需要，如健身步道、门球场地、乒乓球

桌等活动场地设施。^① 所以，养老机构应该积极满足不同人群对场地器材的不同需求，这样不仅有助于老年人体育活动的顺利开展，还有助于养老机构的发展。

二、增加养老机构体育活动内容的趣味性

养老机构在体育活动组织上，应该增加趣味性，在机构中选拔一些思维清晰、积极热情且愿意为养老机构服务的自理老年人，发挥这些人在养老机构中的作用，以社会指导员和志愿者为纽带，组成一个锻炼小组，把兴趣爱好相投的老年人组织起来进行体育锻炼。定期组织一些趣味比赛，能够让老年人在比赛中获得体育锻炼的乐趣。每个体育项目应有两个负责人，一个人负责带头锻炼，另一个人负责组织管理，这样一来机构中的老年人都能有序地进行锻炼。无论任何规模的养老机构，即便是没有体育指导员和志愿者，也可以采用这一方法。

三、强化不同类型老年人体育服务内容的针对性

对身体状况不同的老年人要提供不同的体育服务，对失能和半失能的老年人提供体育康复指导，对能自理老年人提供体育锻炼指导。我们不能只关注能自理老年人的体育服务，也要对不能完全自理的老年人给予正确的体育服务指导。如可以在养老机构中建立体育康复治疗室，加强专业人员的培训，为这些特殊的老年人提供良好的服务。对能自理老年人提供多方面的服务，老年人可以通过不同的娱乐服务，结交新朋友，聊天解闷，活跃思维，保持一个良好的心态。长期的体育活动可以增强老年人的身体机能，延年益寿，因此要引导老年人参与体育活动。参加老年大学可以丰富他们的生活，让他们学习一些新课程，增加他们的知识和阅历，如体育文化活动类的学习。在实地考察过程中，不少机构组织了一些志愿者和老年人一起参与的体育游戏，如"比画猜字"，老年人的参与度特别高。面对养老机构体育服务不全面的问题，养老机构应该不断创新，丰富体育服务内容，为老年人提供一个舒适的生活环境。

---

① 陈艳玲.基于全民健身背景探讨大众健身操的推广意义 [J].文体用品与科技，2024（5）：34-36.

四、加大养老机构对社会体育指导员和志愿者的引入和培养

面对养老机构体育指导员供不应求的状况，养老机构应该加大对专业体育指导员的培训和引入力度。引入养老机构体育服务志愿者应该从两方面入手：一是引入体育部门志愿者，二是引入医疗部门的志愿者。充分利用社区以及机构内现有的公益性岗位，增加养老机构的专业医疗护理员，使之成为养老机构医疗服务人员。[①]抓住机会，与体育院校进行合作，建立社会体育指导员实习基地，让学校的社会体育指导员在养老机构进行实习，这样不仅可以为大学生提供就业机会，还可以提高养老机构体育指导水平，为老年人科学健身奠定实践基础。

五、提供多渠道的体育信息服务方式

养老机构应该做到信息服务的及时性、科学性和有效性，不断拓展信息收集与传播渠道。养老机构应该多通过养老方面专家的讲座、养老机构的宣传标语等渠道，来丰富老年人获取体育信息服务的方式。少量的老年人会用电脑和手机，可以通过公开课的方式，让老年人学习电脑的入门技术以及手机的一些日常通话功能、拍照功能、娱乐功能等，也可以使用健身 App、"一卡通"等电子设备来开阔他们的眼界，以让他们树立正确的观念，更好地激发、调动养老机构老年人参与体育活动的热情，增加老年人获取体育信息服务的有效途径，提高老年人的生活幸福指数。

---

① 王捷，郭雪峰，王向阳. 身心健康 夯实健康驻马店建设基础 [N]. 驻马店日报，2024-03-06（8）.

第三章 养老机构老年人
体育健身研究

　　本章为养老机构老年人体育健身研究，共分为三节，分别是养老机构老年人参加体育健身的现状、养老机构老年人参加体育健身的建议以及养老机构老年人参加体育健身活动的效果。

第一节　养老机构老年人参加体育健身的现状

一、参加体育健身活动的基本状况

据笔者调查，对《全民健身计划纲要》非常了解的老年人仅占调查总人数的2%，比较了解的占5%，对《全民健身计划纲要》一无所知的接近调查总人数的70%。这就需要我们加大宣传力度，真正让老年人充分认识到体育健身的重要性，进而让"终身体育"的观念深入人心。据了解，养老机构参加体育健身活动的老年人人数接近总人数的九成。对剩下的不参加体育健身活动的老年人进行调查得知，因身体较弱不宜参加体育活动的、没有体育设施和无人指导的而不参加体育健身活动的老年人占总体的67%，这三方面的因素是阻碍养老机构老年人参加体育健身活动的主要因素。没有体育健身技能的也占到了10%，这说明没有健身技能也是阻碍老年人健身的一个因素。体育健身活动能够增强老年人的体质，提高抵御疾病的能力。认为自己身体较弱不宜参加体育健身活动的老年人，一部分原因是其对于体育健身活动认识不足，走入了"活动容易受伤"的认识误区。其实，老年人参加的是体育健身活动而并非竞技性的活动，活动以健身为主，强度不会过大。

二、参加体育健身活动的目的和动机

参加体育健身活动的目的是人们通过活动所要达到的结果，而动机则是驱使人们开展活动的内部原因。目的和动机常常是相互转化的，即目的也常常具有动机的功能。体育功能的多元化决定了人们参与体育活动的目的有所不同。男性和女性在兴趣性、竞争性、体形性和社会性四种动机类型上存在着显著的性别差异。男性在活动中更多地体验竞争和兴趣，并达到健身和社交的目的，女性参加活动的目的更多在于追求好的体形。

总体来看，在被调查的老年人中，男性和女性参加体育健身活动的目的和动机在选择上趋于一致。选择抵御疾病、闲暇娱乐和消磨时间是老年人参加体育健身活动的主要目的和动机。入住养老机构的老年人空余时间比较多，没有太多困扰自己的事情，因此，闲暇娱乐和消磨时间也成了他们参加体育健身活动的主要目的。

三、参加体育健身活动的项目

据调查，老年男性喜欢参加的项目依次为长走、跑步、羽毛球、乒乓球、门球；老年女性喜欢参加的项目依次为长走与跑步、健身操、体育舞蹈类、门球、乒乓球。其中选择长走与跑步的老年人居多，男女都有接近一半的人数。这主要是因为长走与跑步自身具有方便、几乎不受任何限制的优点，符合老年人的生活和生理特点。

第二节　养老机构老年人参加体育健身的建议

衰老是无法避免的，关键是如何延缓衰老的进程，提高生活的质量。"健康老龄化"的提出为我们指明了方向，"健康老龄化"是一个动态的过程，科学的体育健身活动对于保持老年人生理和心理状态有着无可替代的作用。养老机构作为老年人安享晚年的场所，其状况的好坏会直接影响到老年人的生活质量，所以应该加强对养老机构的建设。体育健身活动需要一个好的环境、一个好的氛围。因此，加强对养老机构硬件和软件的建设对于老年人的健身起着积极的作用。笔者根据调查结果、实地考察和参考一些文献资料，并结合中国目前的国情和自身的发展特点，借鉴国外办养老机构的经验，在此基础上提出了以下一些建议：

一、全面统筹和推进养老机构养老事业

首先，政府及相关部门制定养老机构养老事业的政策和发展规划，并将其纳

入经济和社会发展的整体规划中来，进一步健全有关促进老龄事业发展的法律、法规、规章和政策，尽快建立完善的法规和制度体系。加大对养老机构的扶持力度，鼓励和引导社会力量投资兴办私人养老机构，创造公平竞争的社会环境，加快社会化改革步伐，推动中国养老机构养老事业与经济社会协调发展。其次，加强政府的主导作用，提高对养老机构的投资力度。各级政府部门及领导应该高度重视养老机构的发展，并保证每年在财政上给予支持，拨专款用于养老机构的发展和相关设施的建设。

二、营造市场运营机制，丰富资金筹集渠道

养老机构养老是一项社会事业，要全面构建社会广泛参与机制，增强养老机构自筹、机构投资和社会捐助力度，实现多方位多层次的资金筹集方式。政府有关部门可以带头兴办一些示范性的养老机构，鼓励企事业单位、社会团体和个人兴办养老机构，并在资金和政策上给予一定的扶持。同时可以引进公平的竞争机制，按照"谁投资、谁经营、谁受益"的原则要求，大力推进投资主体、投资方式的多元化，使养老机构成为自主经营、自负盈亏、自我发展的经济实体。还应该注重通过合资、合作等形式，引进外资发展养老机构养老事业，兴办不同经济成分和不同服务层次的养老机构。[①]

三、加强养老机构管理

管理者可以根据老年人的具体情况加以区别，对于那些身体健康和意识清醒的老年人来说，要让他们每隔一段时间进行一次身体检查，在条件许可的情况下允许他们自由进出养老机构，身体和意识上存在一定疾病的老年人则需要有专门的人员陪护。养老机构应实行院长负责制，设立院务管理委员会，工作要有计划、有安排、有记录，要不断地完善各项规章制度，各层责任落实明确，实行院务公开，接受社会人员的监督和检查。要提高工作人员和老人的安全防范意识及应对

---

① 张玮.全民健身背景下高校体育场馆对外开放研究 [J]. 文体用品与科技，2024（4）：13-15.

突发事件的能力。在保障老人安全的前提下，尽量多地给老人提供外出的机会，可以几个老人安排一个护理人员全程陪护。

四、加强基础设施建设

入住养老机构的老年人很多在身体上有一些疾病，老年人参加体育健身活动的主要动机和目的是抵御疾病、增进健康、闲暇娱乐和消磨时间。身体上的退化以及所带来的心理方面的问题，都在困扰着老年人。老年人在感情上也需要别人的关心，体育健身活动为老年人提供了既可以健身又可以与其他老年人进行交流的平台，这为他们的晚年生活提供了很大的帮助。

基础设施是养老机构的"硬件"，是推行养老机构开展养老服务的重要物质保障。在政府主导下，加强养老机构的发展，提高对养老机构的投资力度。

五、培养老年人的体育意识

行动源于意识。只有让老年人先在意识层面上认识到体育健身的益处，才能逐步指导行动，参与体育健身，形成"终身体育"意识。政府及其相关部门通过加大对全民健身工作的宣传教育力度，普及体育健身知识，能够让体育走进老年人的生活，走进养老机构。[①] 如果老年人充分了解到了体育健身对自己身体的重要性，就能从思想上重视起来，最终形成"终身体育"观念，进而让更多的老年人自觉、自愿、积极地投入到全民健身中来。

六、选择适宜的体育健身项目

在体育活动项目的选择上，最受老年人青睐的是慢走与跑步，男女都有接近一半的人选择此项目。此外，老年人对于太极类、乒乓球、门球、健身操和体育舞蹈类也很感兴趣。老年人在对体育健身项目的选择上，应以选择各个关节、各部分肌肉都能得到较好锻炼的运动项目为宜，如慢跑、快步走、游泳、太极拳等。

---

① 蒋贤锋. 以江门马拉松为例探讨体育产业对城市发展的影响 [J]. 文体用品与科技, 2024（4）: 86–88.

太极类活动是老年人的首选，太极类的动作柔和、缓慢，对人体神经系统、心血管、呼吸系统、消化系统和新陈代谢有良好的作用。老年人不宜参加一些需要憋气的健身活动（如举重、拔河等），主要是因为在憋气时心脏回血和脑供血量减少，可能会头晕目眩，甚至会发生晕厥的情况。憋气结束后，回血量的突然增加可能会引发脑血管意外。此外，老年人在进行体育健身活动时要避免做过于快速、旋转或低头的动作。老年人在健身过程中要加强科学的医务监督，有条件的养老机构可以为每个参加体育健身活动的老年人开一个运动处方，同时老年人还要在长期的健身活动中学会自我监督、自我评价，在运动的时间上、强度上加强自我控制。

老年人在选择健身内容时还要考虑到时间条件，如春秋两季适宜于大部分运动健身项目活动，可以进行郊游、登山等野外活动；夏季应避免在烈日下进行长时间的、运动强度大的健身项目，游泳和划船较为合适，冬季最适宜时间较长、消耗能量较多的运动项目。在一天中，老年人在晨练时，可以选择步行、慢跑、简单体操和武术等健身项目，目的在于提高身体的兴奋性，促进新陈代谢，不宜从事运动量较大的项目。此外，老年人还可以在饭前半小时或饭后一个半小时，选择一些娱乐休闲类的健身项目。

七、体育场地的选择

老年人在养老机构内健身的最多，其次如公园、街边、广场也是老年人经常进行健身活动的地方。相对于免费的活动场所，经营性健身场所几乎无人问津，这也说明多数老年人不愿花钱进行体育消费。

老年人在选择体育健身场地时，一定要选择适合自己的地点，如有的老年人由于身体的原因应该选择在相对比较安静和人员相对不拥挤的场所。每个老年人都需要根据自己的身体状况和喜好来选择合适的场地。老年人还要本着阳光充足和空气清新的原则选择体育健身场地。公园和户外运动场都是不错的选择，户外的风景会令老年人的心情舒畅，对呼吸和神经系统都有非常多的好处。此外，老年人在参加体育健身活动中，要养成自我监督的好习惯，并且要长期坚持，经常参加体育健身活动能让身体保持在一个健康的水平上。

八、加大对社会体育指导员的培养力度

人们在运动中难免会出现运动损伤，尤其是老年人，在运动机能衰减的情况下更易出现损伤，所以老年人在参加体育健身活动时要避免运动损伤的发生。只有科学、合理、有效的体育健身活动才能起到强健筋骨、抵御疾病、延缓衰老的功效，相反，锻炼不科学、不合理的体育健身活动则会导致运动过度、运动损伤等恶性事件的发生。社会体育指导员在老年人体育健身活动中充当着健身指导者和活动组织者的角色，同时还是场地设施的维护者。在落实《全民健身计划纲要》、增强全民的体育意识、指导群众科学健身等方面，社会体育指导员发挥着不可替代的重要作用。调查发现，有95%的老人表示入住养老机构前没有固定的身体锻炼项目，也不懂得怎样锻炼身体才能更加适合自己的身体状况需要。

各个养老机构应该聘请专业的体育指导员，给予养老机构老年人更加科学合理的体育健身方面的专业指导，提高养老机构老年人体育健身的质量，为更好地开展体育健身活动做好铺垫。只有科学地开展体育健身活动才能增进身体的健康、提高生命的质量，使老年人度过一个健康的晚年。目前，中国在老年体育管理和指导方面的指导员很缺乏，应该加大对社会体育指导员的培养，使老年体育向着更加合理、更加科学的方向发展。

九、提高护理人员的专业水平

老年人作为社会的弱势群体，要求有专业的或者经过专业培训的护理人员来照顾。要切实加强养老服务的人员队伍建设，按照《养老护理员国家职业技能标准（试行）》，开展对养老机构服务组织从业人员的职业技能培训，逐步实行持证上岗制。鼓励护理专业的毕业生参加养老服务工作；鼓励有条件的职业院校、教育培训机构开设养老服务相关专业，大力培养养老服务的专业人员，提高养老服务从业人员的职业道德和业务水平；鼓励卫生医疗机构在养老机构开设护理病房，开展养老服务，使养老服务资源共享共用；广泛动员更多的热心人士加入为老服务行列，从而形成全社会尊老、爱老、为老的良好气氛。[1]

---

[1] 金四莲.全民健身视域下排舞运动推广的价值研究 [J].文体用品与科技，2024（4）：10-12.

第三节　养老机构老年人参加体育健身活动的效果

一、塑造形体美

从古至今，人们都执着地追求形体美，但是，由于人们所处的时代不同，以及社会经历、性别、年龄等的差异，对什么是形体美都有着各不相同的看法。形体美是健、力、美三者的结合与统一，包含了生长发育健康的机体、发达有力的肌肉、优美的形体和健康向上的精神气质。现在，越来越多的人认识到，体育运动不仅能增强体质，提高身心健康水平，而且能塑造形体，使人体接近理想的状态。我们要以优秀的体育形体为基础，以健康的运动体魄为动力，德、智、体综合发展，内外兼修，树立新时代的杰出榜样。

二、缓解精神压力，娱乐身心

随着时代的发展和社会的进步，人们在享受科学技术所带来的舒适生活和各种便利的同时，也受到了来自方方面面的精神压力。长期的精神压力不仅会引起各种心理疾患，而且许多躯体疾病也与精神压力有关。体育运动可缓解精神压力、预防各种疾病的产生是科学研究已证实的事实。健身操作为一项体育运动，以其动作优美、协调而著称，是缓解精神压力的一剂良方。轻松优美的健美操锻炼能够让练习者的注意力从烦恼的事情上转移开，忘掉失意与压抑，尽情享受健身操运动所带来的欢乐，得到内心的安宁，从而缓解精神压力，使人具有更强的活力和最佳的心态。

三、促进社会交往

随着科技的飞速发展和社会的快速变化，人们的社会交往方式也在不断地发生着变化，人们的交流方式更多地倾向于线上，但线下的健美操锻炼更能促进人们的社会交往。当前，人们参加健美操锻炼的方式是去健身房或公园广场，在健美操教练的带领和指导下进行集体练习，参与健美操锻炼的人来自社会的各阶层。因此，这种形式能够扩大人们的社会交往面，让人们接触和认识更多的人，开阔眼界，从而为生活开辟了另一个天地，大家一起跳、一起锻炼，共同欢乐、互相鼓励，有些人因此成了终生的朋友。

四、医疗保健

医疗保健是指通过医疗、护理和健康管理等手段维护和促进人体健康的一系列措施和服务，在现代社会中，医疗保健已经成为人们生活中不可或缺的一部分。健美操作为一项有氧运动，其特点是强度低、密度大，运动量可大可小，容易控制，除了对健康的人具有良好的健身效果外，对一些病人、残疾人和老年人来说也是一种医疗保健的理想手段。例如，对下肢瘫痪的病人来说，可做地上健美操和水中健美操，以保持上体的功能，促进下肢功能的恢复。总之，只要控制好运动范围和运动量，健美操练习就能在预防损伤的基础上，达到医疗保健的目的。

第四章　养老机构老年人体育锻炼安全探析

　　本章为养老机构老年人体育锻炼安全探析，共分为三节，分别是养老机构老年人体育锻炼安全的理论基础、影响养老机构老年人体育锻炼安全的因素以及养老机构老年人体育锻炼安全防范的对策。

第一节　养老机构老年人体育锻炼安全的理论基础

一、体育锻炼的界定

体育锻炼是指人们根据身体需要进行自我选择，运用各种体育手段，并结合自然力和卫生措施，以发展身体、增进健康、增强体质、调节精神、丰富文化生活和支配余暇时间为目的的体育活动。体育锻炼是群众性体育活动的主要形式，对促进人体生长发育、培养健美体态、提高机体工作能力、消除疲劳、调节情感、防治疾病、益寿延年，乃至提高和改善整个民族体质，都有重要作用。其特点是群众面广，各种年龄、性别、职业和健康状况的人，都可根据个人情况进行适宜的锻炼。体育锻炼的形式与内容灵活多样，可独自锻炼，也可集体进行。锻炼的内容极其丰富，可分为健身运动、健美运动、娱乐性体育、格斗性体育、医疗与矫正体育等5类。锻炼方法多种多样，除教学和训练中常用的练习法（包括重复法、变换法、综合法、循环法和竞赛法）外，人们还在长期锻炼实践中，形成了不拘一格的各种健身法（包括早操、工间操、生产操、库珀12分钟跑测验等）。锻炼内容和方法的确定及整个锻炼过程，都应遵循身体锻炼的原则，即有针对性、因人制宜、循序渐进、持之以恒、适宜的负荷和注意锻炼价值等。此外，如果能同时运用形神结合、动静结合和内外结合等中国传统锻炼方法，则收效更大。

二、体育锻炼安全的界定

体育是一种复杂的社会文化现象，它以身体与智力活动为基本手段，根据人体生长发育、技能形成和机能提高等规律，来促进全面发育、提高身体素质与全面教育水平、增强体质与提高运动能力、改善生活方式与提高生活质量。体育是一种有意识、有目的、有组织的社会活动。随着国际交往范围的扩大，体育事业发展的规模和水平已成为衡量一个国家、社会发展进步的重要标志和国家间外交及文化交流的重要手段。体育可分为老年人体育、专业体育、学校体育等种类，包括体育文化、体育教育、体育活动、体育竞赛、体育设施、体育组织、体育科学技术等诸多要素。

"体育"一词在含义上有一个演化过程。它刚传入我国时，是指身体的教育，作为教育的一部分出现，是一种与维持和发展身体的各种活动有关联的教育，与国际上理解的"体育"（Physical Education）是一致的。随着社会的进步和体育事业的不断发展，其目的和内容都大大超出了原来"体育"的范畴，体育的概念也出现了"广义"与"狭义"两种。广义的体育一般是指体育运动，其中包括体育教育、竞技运动和身体锻炼三方面；狭义的体育一般是指体育教育。不少学者对"体育"的概念作出了一些解释，但比较趋于一致的解释为"体育是以身体活动为媒介，以谋求个体身心健康、全面发展为直接目的，并以培养完善的社会公民为终极目标的一种社会文化现象或教育过程"。体育的这一定义既说明了它的本质属性，又指出了它的归属范畴，同时也把自身从与其邻近或相似的社会现象中区别了出来。但是，体育的概念并非一成不变，随着社会的发展和进步，人们对体育的认识也将有所发展。关于安全，从古至今，不同学者、不同出处的解释不尽相同。[1]《汉语大词典》对"安全"的解释，一是平安、无危险，二是保护、保全。而《牛津词典》的解释为"不存在危险和风险的状态"。希腊解释为"完整"的意思。研究系统安全工程学的陈喜山认为，世上没有绝对的安全，安全是一种很小的、没有超过一定限度的危险。而研究安全学的专家林柏泉在《安全学原理》一书中提到，安全通常是指各种事物对人不产生危害、不导致危险、不造成损失、不发生事故、运行正常、进展顺利的状态。体育锻炼安全是体育安全的下位概念，主要是指以身体健康为目的的身体活动中的安全，区别于其他体育形式的安全，如竞技体育安全。

结合本书，笔者将"体育锻炼安全"理解为：主要发生时间段为体育锻炼前、体育锻炼中、体育锻炼后，以身体活动为主，以增进健康、愉悦身心为目的，不受伤、不造成损失、不发生事故、顺利进展的过程。

---

① 刘昕馨，朱宁，生一炜，等. 全民健身背景下击剑运动产业链的发展现状及其对运动员产生的影响 [J]. 文体用品与科技，2024（4）：4-6.

三、体育安全事故的界定

关于体育安全事故的界定，目前各学者众说纷纭，莫衷一是，尚无一个比较准确、统一的界定。在安全科学上，事故是指个人或团体在为实现某种目的而进行的活动中，突然发生的违反人的意志的、迫使活动暂时或永久性停止的事件。廖小梅认为，体育安全事故是指由于个人或团体等各种原因所导致的受伤或引起突发性疾病及其财产和心理受到损害的事件。

鉴于以上分析，本书将养老机构老年人体育安全事故界定为养老机构老年人在养老机构组织的体育活动中，或自发进行的体育锻炼中，由于多方原因导致的组织破坏和心理受到损害的事件。

第二节　影响养老机构老年人体育锻炼安全的因素

早在 20 世纪 60 年代末，日本学者就首次提出了"轨迹交叉理论"，并构建出了系列模型图，其主要思想为：事故的发生不是由一个因素导致的，而是由一系列相关联的事物互相影响所发展的结果，即事物是由人的因素和物的因素在按照各自的轨迹在一定的时间、空间下发生了接触联系（交叉），当管理出现缺陷时，伤害事故就会发生。基于此，养老机构老年人体育锻炼中人、物、管理的因素都有可能造成体育安全事故，并且三个因素之间是相互关联、相互影响的，如图 4-2-1 所示：

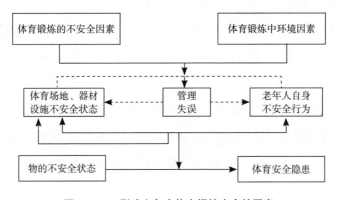

图 4-2-1　影响老年人体育锻炼安全的因素

体育安全事故主要是由人、物、管理三个不同系统的因素造成的，每个因素又有隐藏的错综复杂的子因素。在体育锻炼中，当人、物、管理在诱发的隐患中积累到一定程度时，就会发生老年人体育安全事故。

一、影响养老机构老年人体育锻炼安全的人的因素

人的因素是指在老年人体育锻炼中，由于个人原因，如身体状况不佳、技术动作错误、安全知识、防护措施的缺乏或体育指导员的缺乏与责任缺失，及其他不适行为而引发的安全事故。本书通过对文献的查阅、访谈、实地观察和问卷进行详细的数据分析整理、归纳总结，得出了影响养老机构老年人体育锻炼安全的主要因素有：老年人安全认知的影响、体育安全知识与应急措施的影响、自身身体健康状况的影响、参加体育锻炼项目的选择、老年人运动心理以及体育指导员对老年人体育锻炼组织指导的影响等。

（一）老年人安全意识对体育锻炼安全的影响

安全意识是指在进行体育活动的过程中，安全保障和可预测性的物理安全，是有意识的考虑现象的认识，即为防止意外损伤进行的思考。学者胡一本指出，"安全意识包括人的伦理道德观念，既包含人的认知方式和认知水平，也包含人的行为习惯"。安全是生命的保障，马克思主义哲学观认为意识具有能动作用，是指人们能够能动地认识客观世界，在认识的指导下能够能动地改造客观世界。

老年人年龄多在60岁以上，其在生理机能及其形态结构等方面发生了一系列的退行性变化，各个器官和系统的功能都在随着年龄的增长而衰退。主要表现在体力减弱以及感知觉、反应能力、灵敏性、柔韧性等身体素质的下降与运动系统如骨骼肌、关节的灵敏、柔韧性降低。通过访谈、调查分析发现，老年人的体育安全意识不足是导致出现安全问题的主要原因，部分老年人好奇心强，好胜心强，并没有认识到有些项目不能做，如篮球等同场对抗性的体育项目本身就存在一定的危险，需要一定的体力、耐力、较强的身体素质才能应对。

（二）老年人掌握体育锻炼安全知识与应急措施对体育锻炼安全的影响

通过对部分城市养老机构老年人锻炼安全知识与防护措施的调查，结果表明，有 42.53% 的老年人认为其自我保护意识一般。究其原因，其一是由于老年人缺乏体育运动损伤预防和不重视处理方面的知识；其二是养老机构未提高警惕，并未讲授体育运动伤害方面的预防措施，或是未将体育安全策略的方法落实到处，导致问题发生时不知所措。

通过调查发现，老年人体育锻炼的安全知识与防范措施获取途径主要有以下几种方式，如图 4-2-2 所示：

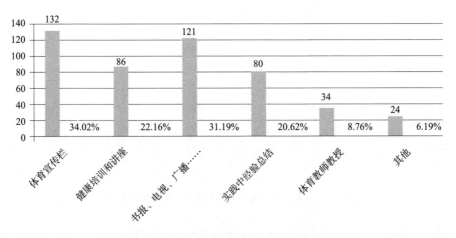

图 4-2-2　养老机构老年人体育安全知识获取途径

如图 4-2-2 所示，养老机构老年人体育安全知识获取途径最多的是通过体育宣传栏，其次是书报、电视、广播，其中较少的通过体育教师的讲授。究其原因可能是随着社会的发展，电子媒体的推广，人们通过网络媒体获取信息的途径较方便快捷，而专门通过体育老师教授的途径则较难。

（三）老年人的身体健康状况对体育锻炼安全的影响

身体健康状况指一个人在身体、精神和社会等方面都处于良好的状态。世界卫生组织提出，"健康不仅是躯体没有疾病，还要具备心理健康、社会适应良好和道德良好"。此定义从生理学、心理学和社会学上阐述了健康的含义，主要包含三方面内容，即躯体健康、心理健康、社会适应能力良好。体育锻炼是建立在身体健康良好的基础之上的，良好的身体健康状况是体育安全的保障。身体素质包括力量、耐力、速度、灵敏性和柔韧度等。在调查和访谈过程中发现，老年人在年轻时由于工作繁忙而没有时间参加体育锻炼，或很少、不经常参加锻炼，导致身体素质逐年下降，身体状况逐渐变差。养老机构老年人发生体育安全的主要原因如图 4-2-3 所示。

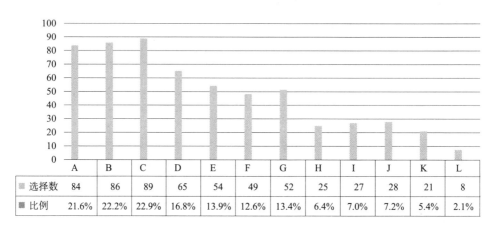

	A	B	C	D	E	F	G	H	I	J	K	L
选择数	84	86	89	65	54	49	52	25	27	28	21	8
比例	21.6%	22.2%	22.9%	16.8%	13.9%	12.6%	13.4%	6.4%	7.0%	7.2%	5.4%	2.1%

图 4-2-3　养老机构老年人发生体育安全的主要原因

注：A. 体育场地不足，空间狭小；B. 器材设施太老，部分损坏，没有及时维修；C. 自我安全意识不够，出现状况，不知怎么去应对；D. 自身身体素质差；E. 身体状况不佳，由疾病造成的伤害事故；F. 天气不好造成的伤害事故；G. 团体组织的活动难度系数大，造成的体育伤害；H. 体育制度不健全、器材设施管理不善；I. 相关人员对体育安全的重视程度不够；J. 安全知识、技能缺乏；K. 未做准备活动；L. 其他

由此可知，有 13.9% 的老年人认为健康状况会直接影响体育安全。老年人在参加体育锻炼之前是否了解自身健康状况会直接关系到体育安全的结果。通过对养老机构管理人员的访谈也得出了类似结论。[①] 在调查中发现，虽然大部分老年人愿意将自身情况告知养老机构管理人员，但仍然有一部分老年人碍于面子或其他因素，没有主动告知养老机构个人身体健康情况，从而产生了一些不必要的体

---

① 赵先美. 生活中的雾霾防治 [M]. 广州：暨南大学出版社，2021.

育安全事故。即使养老机构体育指导员在锻炼前主动询问，也有个别老年人没有主动告知自己的身体状况。

（四）老年人体育项目选择对体育锻炼安全的影响

体育项目选择是参与体育锻炼的一个重要条件。在历史的长河中，出现了许多不同的运动项目，任何运动项目都有不同的锻炼目的、锻炼方法、规则、强度等，不同年龄的人可以根据自己的身体状况、实际情况来选择最适合自己的体育项目，如青少年可以选择篮球、足球、羽毛球等中强度的项目，老年人可以选择广场舞、太极拳、有氧操等低强度的有氧运动。对养老机构老年人的锻炼观察可以发现，老年人在选择体育项目上，有以有氧代谢为主的体育项目，如太极拳、有氧操、广场舞、慢跑等，以及以无氧代谢为主的体育项目，如气排球、篮球、足球等运动项目。

通过调查结果和访谈相关人员可知，老年人在体育锻炼中造成安全伤害的项目依次是：球类项目，如篮球、乒乓球等；刀剑、体操器械类项目。笔者分析原因，主要有：随着年龄的增长，老年人运动骨骼肌系统、感知觉状态都发生了退行性变化，而篮球、足球、排球等项目本身就具有对抗性强、要求身体素质（如灵敏性、柔韧度、力量、速度、耐力和身体健康）状况良好的特点，在运动过程中易发生摔伤、扭伤、擦伤等，因此并不适合老年人选择；走跑类项目起源于日本，风行于欧美国家，具有强度小，方便易实施，有利身心健康，不受年龄、性别、时间、器材限制的优点，因此，从安全的角度来看，此类项目深受养老机构老年人体育锻炼者的青睐。

（五）老年人的运动心理对体育锻炼安全的影响

学者哈笛与法基在研究运动心理学中提出了突变模型，以解释生理唤醒、认知焦虑、任务难度、自信心和操作成绩之间的复杂关系。该理论提到，当认知焦虑较低时，操作成绩与生理唤醒的关系类似平滑的倒 U 曲线。通过对养老机构老年人进行体育锻炼时心理因素对体育安全的影响调查发现，积极乐观的心理有利于运动技能的正常发挥。调查显示，部分老年人在刚开始接触某一运动项目时易出现焦虑、自卑、抵触等不安全的心理。他们出现紧张害怕的心理是正常的，关键在于自己是否能够及时消除不良心理暗示，给予自己积极的鼓励。[①] 在进行体育锻炼时过分紧张和恐惧，易造成技术动作的僵硬与不协调，从而造成身体伤害事故。

（六）体育指导员的组织、指导对体育锻炼安全的影响

老年人体育锻炼的安全因素不仅受自身因素的影响，同时也受他人的影响。如体育锻炼中有无体育指导员指导，指导员个人的安全知识体系是否完善，对老年人的体育指导态度是否认真负责等。通过调查发现，我国一些城市养老机构老年人体育指导员相对不足，很多老年人在体育锻炼中并未得到体育指导员的指导，其参加群体有组织的体育活动时，偶尔会有体育指导员指导。体育指导员的指导情况对养老机构老年人体育锻炼安全的影响不容小觑，尤其是群体组织的体育锻炼形式。

二、影响养老机构老年人体育锻炼安全的物的因素

影响养老机构老年人体育锻炼安全的物的因素主要有养老机构的场地、器材等硬件设施，以及养老机构附近的自然环境和人文环境等。

（一）场地器材对养老机构老年人体育锻炼安全的影响

体育场地和器材设施是老年人体育锻炼的物质基础，是保证老年人体育锻炼顺利进行的必备硬件设施，是人们实现安全锻炼的载体。体育器材的健全是养老机构老年人体育锻炼的物质保障，体育器材的投入并不是一次性的，需要相关人员定期检测完善。

（二）自然环境对老年人体育锻炼安全的影响

自然环境是由全部自然的、物质的背景组成的。它包括资源条件、地理条件、地质条件和气候条件等，是人类赖以生存的条件之一，是人类周围各种自

---

① 陈力全，李悠，任彦军，等.结构性健身运动对老年人体适能的影响 [J].中国老年学杂志，2020，40（5）：1007-1009.

然因素的总称（如大气、水、动植物、太阳辐射等），是人类生存发展的物质基础。我国地域辽阔，无论是经济发展水平还是生活习惯，都会受到自然环境的影响。体育锻炼安全不仅会受到锻炼者自身身体素质的影响，还会受到自然环境等因素的影响。体育安全与自然环境密切相关。夏季气温高，进行体育户外锻炼容易出汗，人体容易丧失大量水分和矿物质，如钾、钠、钙、镁等，若不及时补充易出现脱水现象。如在炎热的环境中进行体育锻炼项目，老年人的无氧代谢的能量供应相对增加，血液和组织中的乳酸堆积增加，易造成机体酸化疲劳。相反，冬季进行户外锻炼，机体要消耗更多的能量来维持正常体温，此时可能会产生寒战和不适应造成动作技能的非正常发挥，使老年人偏离动作，易发生体育安全伤害事故。通过对养老机构的观察与访谈发现，自然环境，如阴雨天或大风天气，会对老年人的体育锻炼安全产生重要影响。在恶劣的天气下进行体育锻炼，易发生一些无法预料的体育伤害事故，如雨后天气地面湿滑，此时进行体育活动易摔伤滑倒，而老年人由于骨骼肌系统脆弱，一旦摔倒将会造成严重的体育伤害事故。

（三）人文环境对养老机构老年人体育锻炼安全的影响

人文环境的凝聚力和向心力，既有助于积极、健康向上的体育精神的形成，也有利于养老机构老年人在此环境中建立团结、友爱、互帮互助的群体关系，从而形成共同追求。体育锻炼的社会人文环境因素主要通过社会物质、意识两方面来表现。从社会物质条件看，经济、科技、文化的发达程度是影响体育运动赖以发展的必需物质条件；从社会意识来看，在人类生活的特定历史阶段，总会形成该阶段特定的、不同的、对立的体育观。错误的体育观可能会使体育运动停滞或畸形发展，而正确的体育观能为体育运动的发展提供正确的引导。

在人文环境中，对老年人体育锻炼影响最大的是人工体育场馆的建筑状况，如因社会文化造成的场馆周围的环境污染——空气污染、噪声污染等。好的养老机构的人文环境，不仅会影响老年人对体育的认识、安全预防的认识，还会影响老年人体育认知情感的发展，影响其体育观、强身健体的锻炼意志以及良好的体育行为和锻炼习惯。[1] 良好的人文环境能够促进养老机构老年人体育知识的获得，正确的锻炼意识、情感意志的培养等对"终身体育"的发展观具有很大的促进作用。

三、影响养老机构老年人体育锻炼安全的管理因素

（一）管理制度、措施对老年人的体育锻炼安全的影响

养老机构体育管理工作的完善程度直接影响了养老机构老年人体育锻炼安全的结果。安全管理制度是养老机构老年人体育安全保障的前提，是进行老年人体育锻炼和管理人员组织体育活动的必备因素之一。健全的管理制度是顺利进行体育锻炼的保障之一，也是降低体育安全事故发生概率的有效途径。养老机构若对体育锻炼不够重视，体育锻炼存在安全管理制度不完善、安全管理不够严格的问题，其结果就是容易造成老年人在体育锻炼中出现安全隐患甚至伤害事故。

（二）管理文化、安全教育、技能培训对老年人体育锻炼安全的影响

管理学理论认为管理文化是事物正常运作、安全实施发展的灵魂。管理文化是指将一个组织的全体人员结合在一起的行为标准和方式，它不仅代表组织的目标、信念，还代表一定的价值观及哲学伦理，是实现管理活动中最核心、最本质的成分。管理和文化相互依存并进，文化是管理活动的客观基础，是管理主体的精神之魂，管理又会对文化发展起很大的推动作用。科学管理的方法之一就是从意识水平上调动人的安全思想，安全管理方针提出"安全第一，预防为主"，是一切行为活动和各项安全政策、制度和安全法规的基本方针。《全国城市体育先进社区标准》第一条规定就是领导班子对体育的重视是开展体育工作的重要前提，可见管理者的忠实程度对体育健身具有重要的作用[2]。

---

① 李成明.健身走运动对老年人体成分的影响 [J].安徽体育科技，2013，34（6）：46-49.

② 盛珍贵.基于老龄化社会背景下的老年户外健身器材交互设计研究 [D].上海：华东理工大学，2012.

（三）医务监督、卫生保健制度对老年人体育锻炼安全的影响

在养老机构老年人体育锻炼的过程中难免会出现体育运动损伤的情况，但调查显示，部分养老机构的医务、卫生监督力度不够。医务监督的重点是做好体育卫生健康教育宣传工作，这能够让老年人主动参与医务监督，做好安全防范措施。经国务院批准出台的《关于推进医疗卫生与养老服务相结合的指导意见》中提到，老年人的医疗卫生服务需求与健康养老服务需求日益强烈。目前，有限的医疗卫生和养老服务资源以及彼此相对独立的服务体系并不能满足老年人的需求，因此，亟须为老年人提供医疗卫生与养老相结合的服务。良好的医疗保健卫生和医务监督是促进老年人体育锻炼的有利条件，也是减少体育锻炼安全事故的必要条件。医务监督内容应包括老年人的营养监督、运动处方监督、运动损伤的医务监督，如平衡膳食的三大营养素（水、维生素、矿物质）应在体育锻炼的哪个阶段及时进行补充等。另外，定期开展体育卫生的健康宣传教育也是医务监督的一个有效环节。

（四）事故应急管理制度对老年人体育锻炼安全的影响

安全管理工程学原理指出"设立意外伤害事件的应急管理机制"，并进一步明确"安全管理制度、明确责任，完善安全措施"。做好预防管理措施、做好应急预案是管理运作过程中的必备机制。有效的预防措施及应对策略是减少老年人体育伤害事故发生的有效条件。

第三节　养老机构老年人体育锻炼安全防范的对策

安全事故工程学提出"四E"干预理论，即教育干预（Educational Intervention）、工程干预（Engineering Intervention）、强制干预（Enforcement Intervention）、经济干预（Economic Intervention），分别从个人、国家、政府、社会四个层面上提出了伤害事故预防措施，来减少事故的发生和危险。为了减少养老机构老年人体育锻炼安全事故的发生，保障老年人健康生活，笔者借助"四E"干预理论，认为在解决养老机构体育锻炼安全问题上应积极采取行之有效的措施，使老年人在生

理、心理上享受到健康锻炼的快乐，使老年人"老有所依，老有所安"。基于此，笔者对加强老年人体育锻炼安全提出以下对策：

一、从人的视角

学者隋鹏程等在《安全原理》中提到了新多米诺骨牌理论，该理论指出安全管理的核心是预防人为的不安全因素。"在意外事件及伤害发生前，一切工作应以减少环境内机械的危害及人为的不安全动作为原则"。由美国安全工程师海因里希提出的海因里希法则，也告诫人们"安全事故发生经历了多个环节，环环相扣，要消除重大伤亡事故，就必须从根本上消除轻微事故的隐患"。基于此，通过安全教育培训能够让养老机构老年人在体育锻炼中树立安全意识，形成防微杜渐的思想意识，加强个人身体素质，科学锻炼身体，从而减少体育安全事故的发生。

（一）增强安全意识，提高体育锻炼安全防范能力

意识具有能动作用，意识是行为的指南针，安全意识是人脑对生活、生产等活动中安全思想的"再现"，是对客观行为现实的反映。调查发现，认为加强安全教育、提高安全意识是预防养老机构老年人体育锻炼安全事故发生的有效措施的人占 73.84%。只有让老年人从意识上认识到安全对体育健身的重要性，才能让更多的老年人自觉提高安全锻炼意识、积极有目标地投入到全民健身的热潮中。养老机构应加强对"安全健身"的宣传教育工作，利用网络媒体来宣传和普及安全知识，提高老年人的安全防范意识，让更多的老年人体验到安全健身的重要性，让"终身体育，安全健身"的思想深入脑海。基于此，笔者从以下几个方面提出"加强安全意识"的建议：

第一，增设安全教育宣传课程和法律讲堂，派专业人员为老年人讲授体育锻炼安全知识。

第二，定期优化文化宣传栏里有关体育锻炼安全的文化活动和预防机制，并用醒目的安全标语提醒老年人时刻谨记"安全第一"。

第三，为每一个老年人订阅有关体育锻炼和安全事故预防机制的报纸。

（二）提高个人身体素质，科学体育锻炼

身体素质是参与一切体育锻炼的基础，好的身体素质可以减少体育锻炼的伤害事故的发生。老年人由于生理特征的退行性变化，易发生体育安全伤害。哲学观认为任何事物都不是绝对不变的，具有相对性，应辩证统一地看待问题。同样，体育健身也不例外，科学、合理、有效的体育锻炼能让人强身健骨、抵御疾病、延缓衰老。但如果锻炼不科学、不合理则会导致运动损伤、体育安全问题、伤害事故等。例如，由于过度运动而导致的运动猝死、不进行热身活动或热身不充分导致的肌肉拉伤等事件屡见不鲜。因此，老年人在体育锻炼中，应根据个人情况合理选择体育项目，如健身走、有氧韵律操、太极拳等。老年人应减少憋气用力，因为憋气会加重肺功能的负担，也会造成心脏功能的负担，引起气短、胸闷等症状。因此，老年人也不宜参加举重、拔河等运动项目。另外，需要认清体育项目，重在参与，老年人应量力而行，适可而止。[①]基于此，老年人应提高个人身体素质，树立"安全第一"的思想，提高强身健体的意识，认识到体育锻炼带来的好处；积极认真学习体育安全的知识，要坚持锻炼，不应"三天打鱼，两天晒网"，团体组织体育锻炼时要严格按照体育指导员的要求进行活动。

（三）科学选择体育项目

从不同体育项目选择对老年人体育安全影响的研究发现，老年人应选择适合自身健康的项目，以避免在体育锻炼中出现运动损伤。因此，可开发民族传统体育项目，使民族传统体育走进老年人的世界。可以选择低强度、易掌握、安全性高的有氧运动，如太极拳、健身走、韵律舞等传统体育项目，让体育融入老年人的日常生活中，逐渐引导老年人参与民族传统体育运动。

（四）加强对养老机构老年人的医务监督

从运动医学的视角来预防老年人体育锻炼安全事故的发生，可从两个方面加

---

① 赵先美.生活中的雾霾防治 [M].广州：暨南大学出版社，2021.

强对老年人的医务监督：第一，养老机构的医务人员可根据老年人的健康状况进行分组，详细记录每组老年人的健康状况、身体各系统的功能状况、运动史和既往运动习惯、运动伤病情况等，从而在锻炼之前为每位老年人做运动诊断和预防；第二，医务监督人员为每组老年人（基本组、准备组、医疗体育组）建立相应的监管体制、评价机制、激励机制，依据医务监督的生理指标，监控脉搏、血乳酸、血压等，从而更好地预防老年人体育锻炼安全事故的发生，同时，应定期进行体检，整理资料，建立体测数据档案。

（五）提高社会指导员的安全技能和防范意识

建议养老机构必须有一定数量的体育指导员，从而减少由于缺乏指导而造成的安全问题。

体育指导员应通过合理的指导方法，现场亲身指导养老机构的老年人相应的锻炼技能，让老年人掌握科学合理的锻炼方法，以此来发展速度、耐力、灵敏性、柔韧度等素质，培养老年人锻炼的积极性。同时，养老机构应积极鼓励老年人参与体育活动，积极参加各种团体活动，从而保障其参加身体锻炼的时间。

（六）加强对管理员的体育安全培训

管理员是养老机构中直接参与对老年人进行健身指导的人员。经验丰富的管理员和娴熟的管理技能是保障老年人体育锻炼活动有序进行的前提和根本，因此对管理工作人员的技能培训是必不可少的。养老机构可通过定期开展座谈会、管理评比大赛、交流经验等活动来提高管理人员的技能。

二、从物的视角

轨迹交叉事故致因理论显示，物的不安全状态是导致事故发生的诱因之一。因此，应保障养老机构的体育物资、场地器材，可通过加大资源投入力度，定期检查、保障产品质量等防止物的不安全状态出现，以达到确保养老机构体育系统安全的目的。

（一）资源保障方面

1. 从资金层面

《"健康中国2030"规划纲要》提出，要突出解决好老年人等弱势群体的健康问题，就要强化组织实施，加大政府投入，深化体制机制改革，加快健康人力资源建设，推动健康科技创新，建设健康信息化服务体系，加强健康法治建设，扩大健康国际交流合作。基于此，政府应明确工作要点，将公益性服务和"重在基层、面向全体"的我国老年人基层体育组织的工作方针落到实处，真正实现老年体育的新突破。在争取政策保障的同时，应适时主动围绕职能部门开展工作，全方位主动争取职能部门的联动，多视角主动争取社会和市场的投入，加大体育教学的资金投入，从而营造一个安全舒适的环境，最大限度地预防和减少体育伤害事故的发生。

2. 从器材层面

增加健身场地器材，不断完善场馆的改造与扩建，为群众提供健身场所，配置适合老年人健身的体育器材场地设施。

（二）资源维护方面

1. 定期检查场地设施

安全工程学上提到，事故预防检查的方法有直接经验法和系统安全法。直接经验法是参照相关标准、法规、检查表或依靠分析人员的分析判断能力，借助相关经验直接辨识危险，其优点是简单易行，缺点是易受观察人员主观影响，从而造成错误判断；系统安全法弥补了此缺点，常借助事故树分析法、事件树分析法提前编制安全检查表等。因此，养老机构人员可借助两类方法，定期检修设备、器材，发现问题要及时维修，从而减少体育安全事故的发生概率。

2. 保障体育场地设施的质量安全

邵辉等在事故预防系统研究中提到"物的本质化安全"，即机器、设备根据人的安全设计操作，可具有防止因人的操作失误而造成的安全事故的功能。因此，可依照以下方法实现体育产品的"本质化安全"：

第一，养老机构在购买体育产品时，要严把质量关，严禁不合格劣质产品的进入。

第二，场地器材要符合老年人的年龄、运动特征。

第三，器材要有严格的使用说明和易发生问题注意事项。

第四，难度系数大的健身器材要有相应的安全配套设备。

三、从管理的视角

管理是社会系统中联系各级系统的纽带，是一切社会系统功能赖以发展的根本，若离开了管理，社会系统也难以存在。基于管理学视角，现代管理科学提出，"安全管理"是管理者对生产进行的有计划、组织、协调、指挥、控制的一系列活动。系统是由两个以上的要素组成的有机整体，其中各个组成要素相互联系、相互制约组成具有特定功能的有机集合体。依据系统性原则，养老机构在管理方面应从领导决策、健全立法、组织管理、保险制度四个方面采取措施，以减少老年人体育安全事故的发生。由于养老机构体育安全体系具有可控制的性质，其本质上是各个子系统间的相互依存、相互配合。因此，可将养老机构体育安全管理系统划分为四个子系统的流程图，如图4-3-1所示：

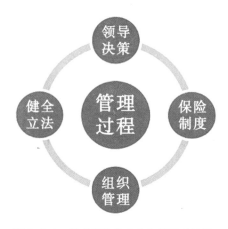

图4-3-1　养老机构体育安全管理系统图

要加强养老机构的体育安全管理制度的建设，增强事故应急系统的可操作性，也要加强保险和立法制度的建设。

（一）领导重视，并加强体育安全教育和管理机制

第一，养老机构领导提高对体育安全管理的认识，并重视起来，积极发现问题，设置讨论小组，研究解决方案，将体育安全保障工作落到实处。

第二，积极组织老年人的体育活动，为老年人提供多姿多彩的活动，并积极引导广大老年人主动参与体育锻炼，让老年人享受身心健康。重基层、抓活动是做好老年人体育工作应坚持的方向。

（二）健全立法，明确责任，完善老年人保险制度

养老机构可建立领导干部体育安全责任制，明确养老机构法人责任，明确分管老年人锻炼工作、康复保健、后勤保障的工作。各级政府除增加财政支持外，还可制定专门针对老年人体育健身安全的法规，在法制上实现老年人体育发展的保障体系。管理人员和医护人员所肩负的体育安全责任，应当通过明确的风险管理方法，科学管理老年人体育锻炼任务。

逐步建立并完善长期护理保险制度。养老机构老年人的日常生活照料是一个漫长的过程，需要耗费大量的精力、财力。而对于失能、失智等特殊老年人的照料更是需要巨大的投入，这对家庭、对社会都是巨大的经济负担。因此，建立完善的、科学的、长期的护理保险制度就显得十分迫切和必要。

就中国长期社会护理保险制度而言，要大力建设多元化、多层次架构的养老服务体系。长期护理保险制度的建立对于老年人健康的促进及家庭经济负担的减轻都能起到积极的推动作用。

1.建立体育安全责任制度

第一，养老机构要建立体育安全责任制。如体育部门对老年人体育锻炼有指导和监管的责任，安保部门对老年人园区锻炼、机构周边和社团的体育安全有管理责任。

第二，养老机构可与保险机构合作共同加大监护力度，对老年人伤害事故责任、赔偿范围、赔偿标准等做好监督和管理工作。详细明确养老机构、老年人责任，完善养老机构责任保险和老年人意外保险制度。通过保险机构，可以确保事故发生后减少养老机构和老年人的经济负担。

2. 加大养老机构的体育执法力度

加强体育法制建设，政府可设立和组织体育安全调查小组，分赴各个养老机构进行体育安全管理、卫生指导，并进行医疗保健等实施情况的调查。内容包括：

第一，各个养老机构的人均体育活动面积是否合理。

第二，医疗卫生工作人员是否有相关证件。

第三，对养老机构相关营业执照的年审、从业人员的培训是否按期完成。

第四，各个部门的考核制度是否合理等。

3. 完善养老机构的体育管理制度

养老机构要具体细化体育安全与保险法规的内容。养老机构可根据实际情况制定详尽的规章制度，如《老年人体育锻炼常规》《体育场地器材安全制度》《体育场馆使用制度》《老年人体检制度》《紧急情况处理制度》等。

（三）坚持"一事一管"的原则，细化管理过程

市场管理理论告诉我们，在横向权责划分方面必须坚持"一事一主管"的原则，切忌出现"多头领导"。基于此，养老机构可以健全以分管院长为首的分级负责制，细化养老机构老年人体育锻炼安全管理内容，使养老机构的体育锻炼工作责任明确、协调配合、分工合理、共管齐抓。养老机构的体育锻炼安全工作责任制度安排可具体到如下：

第一，由养老机构分管部门挂帅的养老机构体育锻炼安全策划与管理教育领导小组，全面分管养老机构的各项体育教育安全任务。

第二，由养老机构党委书记为首的体育锻炼安全教育思想工作团队，定期如每周一次开展养老机构的体育安全教育讲堂工作。

第三，由养老机构保卫处长为首组成的养老机构的安全保卫小组，负责养老机构的体育场馆及运动器材等常规护理工作，对养老机构的体育锻炼安全工作进行定期抽查检测，督促维修和护理等工作，以保证老年人能够进行安全的体育活动，为老年人的体育锻炼奠定好硬件基础，共同建设老年人的美好家园。

（四）设立事故应急管理机制

养老机构可根据老年人生理特点，来加强对老年人体育活动的管理，做好应急预案。设立切实有效的事故应急管理制度，对控制事故后果扩大化具有重要意义。养老机构的体育安全事故应急管理机制，应设立专项应急资金，一旦发生较大安全事故，就可立即启动应急方案来保障老年人的人身安全，将损失降到最低。

第五章 老年人人文健身环境

本章为老年人人文健身环境，共分为三节，分别是城市环境与体育健身、城市人文社会环境下的体育健身选择以及城市体育健身人文环境的净化与保护。

第一节　城市环境与体育健身

任何体育运动都是在特定的社会人文环境和自然环境下进行的，体育运动离不开环境，没有环境便没有体育运动，因而全面、客观地认识"环境"和"体育环境"是非常有必要的。随着人类社会的发展，人类社会的环境也发生了极大的变化，体育也不例外，城市居民的体育健身运动与城市环境有着密切关系，因而对城市环境的研究也就成了人们十分关注的课题。

一、对体育环境研究的兴起和现状

20 世纪末，人类进入工业化社会，人类面临的生存环境出现了危机，直接影响了全球人类的健康和社会发展。为此，在全球兴起了保护人类生存环境的热潮。自从 1992 年召开联合国环境与发展大会以来，改变传统经济模式和生活模式，促进社会经济和环境协调发展，已在全球范围内达成了共识，世界各个国家都在积极寻找一种适合 21 世纪的发展模式。作为人类社会文化的一个重要组成部分的体育事业，也与人类社会其他社会结构一样，离不开环境。当前要研究的是：体育事业是怎样跟随自然界的变化和人类社会的发展而不断发展的，以至形成了今天的体育模式，自然界、人类社会和体育之间究竟存在着一种什么样的逻辑关系，在人类日益离不开体育运动的今天，如何为体育创造一个更为适宜的发展环境，这是摆在我们面前的重要任务。

体育与人类社会和自然之间存在紧密的联系，具体表现在两个方面：一方面，体育的发生、发展不仅有其内在逻辑，而且会受到环境的制约。[①]创造和改善人们的企业环境，将有助于从事体育的人群取得良好的健身效果和运动成绩。与此同时，有助于参加健身锻炼者和娱乐者的身心健康发展。另一方面，体育也能够积极影响环境，并促进环境朝着良好的方向改善。体育环境问题的研究已得到了

---

① 刘宗辉.社区老年人"体医结合"健身模式服务质量评价研究 [J].湖北体育科技，2019，38（1）：30-34，69.

人们的高度重视，既要发展体育，又要保护环境。

1995 年首届体育与环境世界大会的召开和国际奥委会环境保护政策的制定，引起了各国政府体育部门和体育科研人员对体育环境研究的高度重视。21 世纪初，随着全世界对低碳经济和低碳环境研究的推进，更加促进了对体育环境的研究，尤其是对城市体育环境的研究。"保护生态，拥抱自然"已成为现代体育科学研究中的一个时尚口号。"保护生态环境"也成了近些年申办奥运会城市的一个口号。"绿色体育"已成为 21 世纪奥林匹克运动发展的主要趋势。

二、环境和体育环境

对一般人来说，环境这个词听起来似乎很熟悉，也很简单。实际上"环境"是一个含义很广的词汇。通俗地理解，"环境"是指影响人的生存、发展的各种因素的综合。从哲学的角度看，环境是指某一中心或主体相对的客体。与某一中心事物有关的周围事物，就是这个中心事物的环境。当中心和主体不同的时候，相应的客体（即环境的含义）也会有所不同。

丁桑岚认为，在环境科学中，环境一般是指一个生物个体或生物群体周围的自然状况或物质条件，影响个体和群体的复杂社会、文化条件。

龚锡权认为，环境是指人类以生存和活动为中心的周围事物境况，即人类赖以生存和从事各种活动的环境。

熊茂湘认为，体育的自然属性和体育的社会属性，决定了体育不是孤立地存在，而是与自然界和人类社会有着必然的、本质的联系。体育环境是指与体育相互联系、相互制约、相互促进的一切自然条件和社会条件的总称，即阳光、温度、气候、地磁、空气、岩石、土壤、动植物、微生物，以及社会的政治、经济、人文因素的总和。用一句话概括，就是"直接和间接影响到人们参加体育活动的一切物质、能量、自然的社会现象的总体。他们能够与体育发生物质、能量和信息的交换，并对体育产生直接和间接的正、负面的影响"。

翁锡全则认为，体育环境是自然环境和社会环境的中介之物，是为了使人类更好地进行体育健身、体育娱乐和体育竞赛而主动利用环境、适应环境、改造环境所形成的产物。体育环境是人类主动选择、有效利用、不断创造的自我适应的体育活动空间领域。构成体育环境的因素是复杂和多样的，由此对体育环境概念的界定，也必须从自然、社会和体育等层面整体地去进行考察。因此，体育环境是指以人类体育运动为中心的自然环境和社会环境以及与体育运动相关要素的总和。

三、体育环境的构成体系

我国学者对体育环境的构成体系有不同的解释。笔者认为，如果从人体健身的角度看，可把环境分为两大类：一类为人体健身锻炼过程中，人的机体系统自身的"内环境"，它是指在人体健身运动过程中，机体系统自身内在的功能状态；另一类是人体健身运动的"外环境"，它是指在人体健身运动过程中，机体系统之外的各种影响因素。但从城市体育的角度来看，"城市体育环境"单纯是指人在参加健身锻炼过程中所受到的影响健身运动的各种城市"外环境"，主要包括城市"人文社会环境"和城市"自然环境"。

龚锡权认为，就其性质而言，环境可分为3个分系统：第一分系统为"未经改造的原本自然环境"，包括数理地理环境、自然地理环境、气象气候环境等；第二分系统为"经过人工改造的人工环境"，包括空气污染环境、赛场色彩环境等；第三分系统为"体育文化活动的社会环境"，包括社会政治环境、社会经济环境、社会人际环境等。

我国目前对体育环境分类系统有完整、全面的解释的应该是熊茂湘，他认为，体育环境是一个复杂的系统，在这一系统内部，各种体育环境因素相互作用、相互依赖，共同影响着体育的内容、形式、性质和发展过程。据此他提出体育环境是由5个分系统构成，每个分系统又由2～3个子系统构成（图5-1-1）。

（一）第一分系统

体育环境按"影响方式"分为：体育"内环境"和体育"外环境"。体育"内环境"是指对体育这一主体产生直接作用的环境因素，而这些因素是影响和制约其发展的内在因素，包括体育项目、体育运动参加者（运动员和广大人民群众）。体育"外环境"是指对体育这一主体产生间接影响的各种因素。这些因素都是体育发展的外部条件，包括各种自然因素和社会因素。

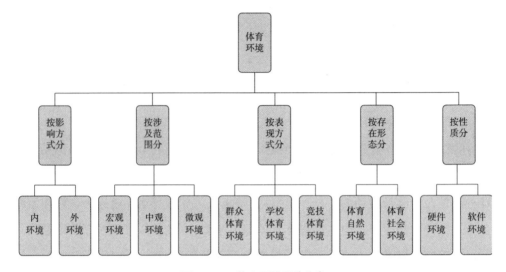

图 5-1-1　体育环境系统分类

（二）第二分系统

体育环境按涉及范围的大小分为体育宏观环境、体育中观环境和体育微观环境。体育宏观环境，又称体育大环境，是指在体育运动运作过程中主、客体所处范围广大的空间对体育运动产生影响的环境因素总和，是指全世界和一个国家的体育环境和社会体育环境，包括国家的基本制度、生产力发展水平、经济状况、文化教育、国民素质、社会氛围等。对一个城市来说，是指这个城市的经济发展水平、城市基本建设、科学教育、传统文化和市民素质等。体育中观环境是指在其运作过程中主、客体所处的范围相对较大的空间内，对体育产生影响的各种环境因素的总和，这里是指一个单位、一个企业、一个学校和一个社区，包括管理机构、体育设施等。体育微观环境是指其运作过程中主、客体范围相对较小的空间内对体育产生影响的各种环境因素之和，包括一个运动队、一个家庭、一个班级、一个寝室、一个健身团队等。

（三）第三分系统

体育环境按表现方式分为群众体育环境、学校体育环境和竞技体育环境等。

（四）第四分系统

体育环境按存在的形态分为体育自然环境和体育社会环境。

（五）第五分系统

体育环境按性质分为体育发展的硬件环境和软件环境。

根据客观事物发展规律，从"内因"与"外因"的辩证关系来看，在人体运动过程以及影响人体运动的因素中，人的机体内环境状态是"内因"，是主要的，是变化的依据。而外环境因素则是一个"外因"，是变化的条件。"外因"必须通过"内因"才能对身体的健身运动起作用。这说明，当"外因"发生变化时，会引起人体"内因"的相应变化。各种外环境的变化都会对人体内环境产生各种不同程度、不同表现形式的影响，从而对身体健身锻炼的效果产生间接的影响。

该部分阐述的是"城市体育健身环境"，因而此处的环境是指人体之外的"外环境"，是人在进行健身锻炼时所受到的各种社会和自然影响因素，即城市体育所处的"人文环境"和"自然环境"。这些环境有些是我们能感受到或注意到的，但有些是我们未能感受到或未注意到的。我们必须重视和处理好与这些复杂、多变的内、外环境之间的关系，才能保证我们的健身锻炼做到科学、合理和有效。

四、城市环境与老年人体育健身的关系

人在地球上都必然要生活在一定的环境中，一部分人生活在城市，还有一部分人生活在农村。城市的环境和农村的环境有相似之处，但也有不同之处，在城市生活的人群其所处的自然环境相对较差，而人文环境则较为丰富多彩。生活在农村的人群，所处的自然环境相对较好，但所处的人文环境则较为简单和相对稳定。[①] 人们在进行健身锻炼过程中，必然要与所处的外部环境发生一定的联系，相互间也会产生一定的影响，这些影响有正面的，也有负面的。在不良的外部环

---

① 李成明．健身走运动对老年人体成分的影响 [J]．安徽体育科技，2013，34（6）：46-49.

境条件下进行健身锻炼，不仅达不到增进人的健康体质的目的，反而会影响人的健康和体质。因此，进一步研究城市环境和优化城市环境，将有助于提高城市人群健身锻炼的效果。

五、体育健身环境的基本构成

1. 城市体育的"人文社会环境"

当我们进行健身锻炼时，必然会与各方面的人群和社会机构、社会体制等发生一定的联系。绝大多数群众，由于他们要把更多的时间用于日常的生活和工作中，所以往往不得不利用自身所处的生活和工作环境来进行简单易行的体育活动。这类外环境被称为城市体育的"人文社会环境"，包括社会群体交往环境、人的社会素养和体育观念意识、社会群体参与体育活动的状况、体育管理状况、城市体育的硬件和软件等要素。

2. 城市体育的自然环境

阳光、空气和水是构成自然环境的三大基本要素，人们把它们称为"自然力"。群众健身锻炼主要是在室外进行，因而每一个锻炼者在室外进行锻炼时都会接触到阳光、空气和水，以及由这三大要素在特定条件下引起的气候等各种自然环境的变化，这些变化都会对我们的健身活动产生不同程度的影响，有积极的，也有消极的。提高人对自然环境变化的适应能力，是群众健身锻炼的一项重要任务。城市自然环境是由两类具体的环境构成的：一类是自然力环境，它是自然环境的基本要素，包括阳光环境、空气环境和水环境；另一类是与自然力环境相关的，具有城市特质的环境，包括城市绿色环境、城市建筑环境和城市交通环境。我们把这两类外环境称为城市体育的自然环境。

第二节　城市人文社会环境下的体育健身选择

根据城市人文环境的基本结构及其对健身运动的影响，选择最适宜的体育健身锻炼的方式非常重要，主要包括"择人健身"和"择地健身"两种基本的健身锻炼方式。

一、城市人文社会环境下的"择人健身"

（一）"择人健身"的概念

"择人健身"是指在健身锻炼中，在人文社会环境中选择健身锻炼伙伴的过程。大多数的健身运动实质上都是一个由个人为主体来完成的群体性体育活动的过程。人们在进行健身锻炼时，总是要与其他人或社会各领域发生一定的联系和交往。因此，如果人们在体育锻炼中，能与共同进行健身锻炼的伙伴相处得十分和谐，那么健身活动就能达到预期的效果。正因如此，为了更好地提高健身锻炼的效果，就必然要对与自己共同进行健身锻炼的对象进行一定的选择。

（二）"择人健身"的选择与实施

1. 社区健身体育与社区健身体育俱乐部

我们每个人都生活在社区这个大环境中，尤其是老年人，退休后几乎每天都生活在社区，健身场所也主要在社区内。因而加强社区群众体育健身的组织与管理就显得十分重要。

（1）社区健身体育

社区健身体育是未来社会开展老年人体育的基础。我们每个人总是与各种各样的人在一定的地域里共同生活，因此就会形成一个区域性生活的共同组织，人们把它称为城市居民的"生活共同体"。我们所在的街道就是社区生活共同体的基本组织形式，这种区域性的生活共同体就是"社区"。构成一个社区也需要具备一定的条件，主要包括：一定数量的社区人口、一定范围的地域空间、一定类型的社区活动、一定规模的社区设施、一定特征的社区文化，体育自然也是社区文化中的一个十分重要的组成部分。现在国内外都提出要建立"体育社区"，其含义为：在一定的社会共同生活的地域空间里，要有相当比例的体育人口，要有一定规模的社区体育场地设施，社区要经常组织各种类型的体育健身活动、体育文化和教育活动，努力提高社区每一个居民的体质水平。

（2）社区体育俱乐部

社区体育俱乐部是社区体育的主要组织形式。体育俱乐部是在 18 世纪西欧兴起的，现已成为世界各个国家群众健身娱乐的主要组织形式。社区体育俱乐部是一个以自愿参加为主的群众性社会体育组织，通过会员交纳会费和会员高度的凝聚力，来开展活动。

体育俱乐部有多种形式，如群众性的健身俱乐部，参加者都是社区普通居民，他们参加俱乐部的目的主要是增强自己的健康体质，提高自己的生活质量，改善自己的心理健康。体育俱乐部已成为世界各个国家群众健身娱乐的主要组织形式。各个国家都在通过组织和发展群众性的体育俱乐部，来推动群众性体育活动的开展。在一些体育先进国家，参加各种体育俱乐部的人数平均占总人口的20%左右（表5-2-1）。德国参加体育俱乐部的人口有2000多万，占全国总人口的34%。日本全国已有50多万个社区体育俱乐部，会员人数达1200万，占全国总人口的10%。

表5-2-1　欧洲各国体育俱乐部及会员统计

国家	俱乐部数（个）	会员数（人）	占总人口比例（%）
奥地利	1 4000	250 0000	32.4
比利时	3 1483	254 6073	25.8
丹麦	1 3100	217 4600	42.3
芬兰	1 3000	203 7000	41.3
法国	16 0000	1275 0000	22.7
德国	8 1000	2400 0000	30.3
意大利	6 7000	600 0000	10.8
卢森堡	1375	9 3777	25.8
荷兰	3 6000	431 3517	29.6
葡萄牙	5126	50 0000	4.9
西班牙	—	232 0000	
瑞典	3 8000	2500 0000	28.7
英国	1 5000	650 0000	11.3

引自：体育俱乐部研究. 中国体育教练员编辑部，1998年。

推行社区体育俱乐部的好处是，居民在自家门口和附近参加体育锻炼十分方便；能起到示范、宣传和教育作用，有利于吸引更多的居民参加健身锻炼。另外，街道容易牵头组织，负责人也易于召集和管理。开展体育俱乐部活动可活跃文化生活，沟通邻里关系，有利于精神文明建设。俱乐部大多以各种群众喜闻乐见、简单易学的体育项目为主，无须更多的经费投入就能够组织起来开展活动。因而，社区体俱乐部有很广阔的发展前景，它必将成为社区居民参加健身锻炼的最佳组织形式。

2. 群练与独练的选择

"群练"是健身锻炼的最佳方式，社区体育和社区体育俱乐部都是将许多人组织在一起进行健身锻炼，但是有些人喜欢一个人独自进行锻炼。对参加健身锻炼的人，尤其是老年人来说，"群练"要比"独练"效果更好。"群练"能使大家形成一个相互交流、相互促进的和谐集体，有利于人的心理状态的调节。在采用"独练"方式参加健身锻炼时，人在心理上常会表现出一种保守和冷漠的态度。而参加体育俱乐部，或者与他人一起共同进行锻炼时，可以使老年人在身体上、心理上和社会交往上处于一种最佳的健康状态。

"群练"主要有以下几种表现方式：

（1）健身团队

社区体育组织网络是社区全民健身活动的保障体系。"健身团队"是动员广大居民参加健身活动的重要组织形式之一。在健身锻炼中能够起到中介、协调及核心的作用，而且覆盖面广，健身锻炼效果好，有利于加强社区居民相互人际关系的协调。对上海市四平街道居民体育健身情况进行的调查显示，多数社区居民（92.9%）均以集体团队锻炼形式为主（表5-2-2、表5-2-3）。

表5-2-2　上海市四平路街道群众健身锻炼形式

练习形式	人数（人）	百分比（%）
单独练习	30	6.1
集体练习	459	92.9
其他	5	1
总体	494	100

表 5-2-3　上海市四平路街道群众健身锻炼形式

锻炼伙伴（个）	人数（人）	百分比（%）
无	30	6.1
1～2	57	11.5
3～5	69	14
6～10	115	23.3
10 以上	223	45.1
总计	94	100

如表 5-2-4 所示，上海市男性老年人体育锻炼以个人锻炼、与周围社区的人及朋友、同事共同锻炼为主，而女性老年人则以与周围社区的人和朋友、同事共同锻炼为主。从相对比较可看出，上海市男性老年人热衷于个人锻炼，而女性老年人偏爱群体锻炼。从年龄结构上来看，年龄越大的老年人越偏重于个人锻炼，反之则喜欢群体性的体育锻炼形式。家庭成员却没有成为老年人体育锻炼的伙伴，分析其原因主要是他们多为独生子女家庭，直系亲属数量相对较少，并且大部分的老年人锻炼的时间为早晨和上午，这与家庭其他成员的作息时间存在冲突。另外，年轻人更加喜欢运动量较大的项目，而老年人则偏爱舒缓性的体育项目，社区成员才是老年人体育锻炼的忠实伙伴。与邻里之间一起锻炼的社区居也占有一定比例（10%～20%），其中女性居民为 20.1%，明显高于男性居民（10.8%）（表 5-2-5）。

表 5-2-4　上海中老年人锻炼伙伴的选择

性别年龄（岁） ＼ 练习形式	个人锻炼	与朋友、同事一起	邻居	周围社区的人	体育辅导站、俱乐部同伴	与家人一起	与亲属的家庭成员一起
男性	46.5	41.9	10.8	42.3	20.5	23.6	0.8
女性	12.1	39	20.1	69.3	28.8	5.4	0.3
55～59	8.5	33.2	18.7	73.1	19.1	8.1	0
60～64	32.2	42.4	14.9	60.8	34.3	13.5	0.5
65～69	35.4	47	14.4	35.7	19.7	18.3	1.7
70～74	37.1	45.2	12.9	48.4	20.2	18.5	0
75～79	39.7	34.2	17.9	57.7	25.6	12.8	0

引自：李文川 . 上海市老年人体育生活方式构建 .2011 年。

表 5-2-5　上海市中老年人结伴参加体育锻炼的情况

练习形式 性别、年龄（岁）	个人锻炼	与朋友、同事共同参加	与邻居共同参加	周围社区的人员共同参加	体育辅导站、俱乐部同伴	与家人共同参加	与亲属的家庭成员共同参加
男性	46.5	41.9	10.8	42.3	20.5	23.6	0.8
女性	12.1	39	20.1	69.3	28.8	5.4	0.3
P 值	0	0.33	0	0	0.002	0	0.293
55～59	8.5	33.2	18.7	73.1	19.1	8.1	0
60～64	32.2	42.4	14.9	60.8	34.3	13.5	0.5
65～69	35.4	47	14.4	35.7	19.7	18.3	1.7
70～74	37.1	45.2	12.9	48.4	20.2	18.5	0
75～79	39.7	34.2	17.9	57.7	25.6	12.8	0

引自：李文川.上海市老年人体育生活方式构建.2011 年。

（2）邻里"群练"

老年"群练"活动的形式是多种多样的，其中常见的是邻里间的群练健身活动。邻里是指住在一起的一些邻居所构成的小生活群体。这个社会群体中的各个家庭之间会形成一种特殊的联系。自古以来就有"远亲不如近邻"之说，具体表现在工作上和生活中，包括体育健身活动和文化娱乐活动上的相互帮助、互通有无、共同解决各种生活难题等。现代高层单元住宅兴起，各个家庭设施完备，但缺少相互间的交流和交往。因而现代人越来越不能认同这种邻里间交往淡化的趋向，他们开始走出家庭的大门，在社区的许多公共活动场所，尤其是各种体育健身活动场所，聚合在一起，进行相互间的体育健身"群练"活动。"社区体育俱乐部"就是社区邻里间进行"群练"活动最好的形式，因为只有在有组织的情况下，"群练"活动的效果才最好、最能持久。因此，应在社区推行由邻里组织的"邻里体育俱乐部"。

当然，并非一定要组织或参加体育俱乐部，邻里间大家约定好时间，利用住宅的庭院和社区空地，聚合在一起，进行经常性的"群练"活动，也是一种较好的自发性的、非正规的邻里健身锻炼组织形式。

（3）家庭"群练"

"家庭是社会的细胞"，是社会生活中的一个最基本的单位，也是人的一生中相处时间最长的一个基本群体，它可以满足每个成员多方面的需求。现代社会的一个十分重要的特点就是家庭的功能正在逐步扩展，一个家庭不论其家庭结构形式如何，都具有多种综合功能，如亲情协调功能、教育功能、体育功能、文化功能和各种社交功能。家庭中的每个成员在学习、工作时间是在所在学校、单位从事体育活动的，但是在其他时间，尤其在双休日、节假日的时间里，往往是以家庭群体的方式进行的。如果夫妻间、祖孙间、父母子女间有共同的健身意识，又能够相互理解、相互协调，那么是完全可以在一起进行健身锻炼的，而且也必然能做到"利心又利身"。"夫妻同练"是指夫妻共同参加丰富多彩的健身活动，这有利于相互沟通与认同，促使夫妻的感情更密切。此外，夫妻和孩子可以共同进行一些有益的、愉快的亲子文体活动，这不仅有利于孩子的教育和健康成长，也有利于家庭生活的美好。夫妻两人在进入老年期后，彼此会更加相互依赖，退休后又有了更多的闲暇时间，因而是夫妻两人参加健身锻炼活动的最佳期。此时，"夫妻同练"必然有利于双方生理、心理和社会健康状况的改善。

（4）不同特点人群的"群练"

如果从身体体能的提高和体育比赛的角度上看，相似的年龄、性别、健康、兴趣和运动能力的人在一起同练，那么效果会更好些。同样，如果我们从提高心理健康这个角度来看，在幼儿期的儿童，他们对父母、祖父、祖母有很大的依赖性，父母与子女或祖孙间同练，对调节双方的心理健康状态、沟通相互间的情感以及父母加强对孩子的启蒙体育教育来说，是大有好处的。随着年龄的增长，到了青少年期后，孩子的独立性提高了，这种不同年龄间的同练会随之减少。但是对一些运动技术很差、对体育活动没有兴趣、健康状况也较差的人来说，通过与那些对体育有浓厚兴趣、有较强体育技能的人同练，在他们的带动和指导下，能激发自己参加体育活动的兴趣，提高体育运动技能。在这种情况下，不同年龄、性别、兴趣的人在一起同练也是有益的。

3.体育健身表演与体育健身比赛

自从开展和推行全民健身计划以来，各行各业、各个部门举行的老年人群众性体育健身表演活动越来越多。必要的体育表演活动和新闻媒介的配合宣传，确实有利于推动群众体育健身活动的开展。但任何事情都应有一个"度"，不能只注意组织轰轰烈烈的群众体育表演和体育比赛活动，而是要把群众体育表演活动与积极推进群众性体育活动结合起来。群众参加体育比赛，应该是带着一种欢快的心情，不要把比赛结果看得太重，要以"参与"为主。通过比赛活动，能够达到老年人相互沟通、交流的目的。适当参加一些带娱乐性的体育竞赛活动，对调节老年人的心理状态有一定的好处。但是体育竞赛活动对体力和心理方面的刺激强度较大，一定要坚持适当、适度的原则，尤其对老年人来说，不提倡参加运动量较大的体育比赛。

二、城市人文环境下的"择地健身"

（一）何谓城市人文环境下的"择地健身"

"择地健身"是指健身锻炼者为了更方便、更有效地进行锻炼，来对健身锻炼的场所进行选择的过程。健身场所很多，有公益性的公共体育场馆和社区体育健身场所，也有经营性的社会体育场馆，每个健身者都应根据自身的情况和条件选择最适合自己的健身锻炼场所。

（二）"择地健身"的选择与实施

1.城市公共健身场所的构成与选择

（1）城市公共体育场馆设施

公共体育场馆和体育设施是由国家出资兴建的，提供给广大群众进行全民健身活动和举办一些重大的体育竞技运动项目比赛用的体育场馆设施。像上海这样的大城市，还兴建了一些由大型体育场、室内体育馆和室内游泳馆三大件为主体的综合性的"体育中心"，以及单项体育场馆设施。上海市建设的公共体育场馆共有210个。现在国际上体育场馆布局的总体趋势是：将各种公共体育场馆尽量布局在大学和社区，以提供给广大群众进行全民健身活动。各个公共体育场馆大多也有各种体育休闲、娱乐和健身的经营型项目。公共体育场馆都会尽可能地向群众进行免费或低收费开放。它们与分布在社区的健身点结合起来，共同形成了一个群众公共体育健身场馆网。

（2）体育健身广场

"广场"是由道路、绿化地带和建筑物组合而成的空间。从古至今，城市中的广场已逐渐变为社会公众生活的中心，当然也是体育健身和休闲娱乐生活的中心，以及成了集中反映历史、艺术和体育的"城市文化绿洲"。许多广场增加了文化、体育和娱乐性功能，使这些广场逐渐由单一性功能变为了综合性功能。

就其功能而言，全世界的各类广场大致可分为三类：第一类是"集会广场"。这类广场提供游览和一般活动，需要时会作为集会使用。第二类是"交通集散广场"。这类广场主要是起缓解交通拥挤阻塞、保证交通畅通的作用，但这类广场现在也增加了许多新的功能。第三类是"文化休闲广场"。这类广场设置在历史文化遗址、公园绿地、居住小区、风景名胜前，其功能是供人们瞻仰、游玩、闲谈、观赏和组织各种体育健身、娱乐活动及文化表演。这类广场文化气氛十分浓郁，"体育健身娱乐广场"就属这一类广场。专家在研究了城市广场的发展趋势之后，对 21 世纪的城市广场特点作了如下归纳：

一是文化、体育和娱乐功能普遍加强。随着生活水平的提高，人们一方面对自己住宅的空间隐蔽性、安全感有了较高的要求；另一方面人们却又越来越关注邻近的公共空间。这样广场就为居民提供了群体活动的场所。近年来，在大中小城市广场中出现了越来越多的广场舞会，它们也成了城市中的一个体育文化景观。

二是广场的利用率不断提高。每逢清晨和黄昏，广场就成了人们健身、娱乐和休闲的场所，一年四季从早到晚都会被人们充分利用。如上海南京路的"世纪广场""上海体育场广场""人民广场""外滩广场"已成为上海市著名的体育风景线，每天清早和傍晚都有数千人在那里进行健身锻炼。

三是广场的功能和影响逐渐提高。专家认为，由于广场上的健身活动、文娱活动、交往活动不断地发展和丰富，周围环境的不断美化，广场在人们心目中的位置也日益提高。

四是广场的信息传播和文化空间的功能将得到充分的发挥。21 世纪"体育健身、娱乐和休闲广场"由于其特有的功能和吸引力，将会得到更大的发展。它不仅吸引了越来越多的市民前去参加健身锻炼和休闲、娱乐活动，也起到了宣传、推广体育健身锻炼的作用，使得越来越多老年人，利用他们就近的中小型广场和城市空地，来进行各种各样的体育健身娱乐休闲活动。

2. 社区健身环境

（1）社区文化体育中心

根据现代化城市的要求，居民从其居住处到最近的公共体育场馆设施，大城市一般不超过 4 千米，中小城市不超过 3 千米。对一些老年人来说，因年迈体弱，行动不便，他们不可能经常到远离他们居住小区的公共体育场馆去健身锻炼。最好的办法是把公共体育场馆建造在社区居民点。上海市已规划将逐步在上海市的各个社区兴建较为标准的室内"社区文化体育中心"，这有利于让社区的居民在雨天也能够在室内进行各种文体活动。

（2）社区健身苑与健身点

上海市是全国率先在社区建设各种露天的小型健身器材的社区健身苑和健身点，并在全国进行推广。1997 年 9 月，国家体委党组决定把体育彩票公益金的60% 用于在城市社区和农村乡镇，有计划、有步骤地配置一批群众体育健身活动场地设施。到"十一五"规划结束，上海全市建成公共运动场 316 处 764 片，社区健身苑点 7741 个，农民体育健身工程 1033 个，健身步道 859 条 469 千米。全市 80% 的中小学校体育场地向社区开放。学校体育场地向社会开放率已达 80%，全市 18 个区县的"一区一品"工程已初具规模。上海建设"百姓身边的健身场地"的项目有 6 年被列入市府实事工程，其中社区公共运动场建设连续 4 年。据调查，上海市现在已经有 87.4% 的居民区在 2 千米以内有体育场馆设施，为居民参加健身锻炼创造了良好的条件。

（3）楼宇健身与登楼健身

"楼宇"是现代大城市的一个形态布局特点，随着城市现代化进程的加快，城市楼宇的密集程度越来越高。楼宇人口大量增加，供楼宇人口进行体育锻炼的场地和运动设施却越来越少，给在楼宇中生活的人群的体育健身活动带来了越来越多的困难。因而，如何充分利用城市楼宇空间环境进行健身锻炼就成了老年人体育中一个十分重要的课题，也成了一个国际性的重要课题。从 20 世纪 60 年代开始，"登楼健身运动"（即爬楼梯）就已开始在全世界风行。

登楼健身应该成为城市居民尤其是居住在多层、高层的居民，进行健身锻炼的良好手段。这一特殊的城市人文社会环境应该得到更好的重视和利用。但在推行这一运动过程中，也要注意以下几点：

首先，登楼健身并非对所有的人来说都是进行健身锻炼的最好手段。由于登楼的强度很大，虽然对身体的健身锻炼有很好的效果，但同时对于参与健身锻炼活动人的身体功能的要求也非常高。若处理不好，不仅不能达到预期的健身锻炼效果，反而会适得其反影响了健康状况。事实上，并不是所有的人在任何情况下都适宜参加这项健身活动。对于住在多层、高层楼里的老年人来说，只要按正常的生活每天上楼下楼若干次就足够了。另外，还要视身体情况来控制运动强度，在上到一定楼层时，可以在两层楼交界的平台处适当间歇和调整，尽量避免一口气上到最高层。

登楼比赛只限于在青少年中进行，对老年人来说，坚决不要组织老年人进行登楼比赛。身体健康状况不好的老年人，特别是患有心血管和呼吸器官疾病的人，是不适宜参加登楼健身锻炼和比赛的。

其次，进行登楼健身锻炼的人，应为自己制定一个适宜的登楼健身方案。有资料研究表明，一般人以正常的速度登楼，如果在 6 层楼的楼梯往返跑 2～3 遍，相当于在平地上慢跑 800～1500 米的运动量，因而登楼是一项强身健体效果非常明显的健身锻炼项目。对居住在多层、高层楼房里的居民来说，不管是否愿意，每位居民每天上上下下都在进行持续不断的"登楼锻炼"。

参加登楼健身锻炼的人，应该为自己制定一个适宜的运动处方：在每次有意识地进行登楼练习时，要规定登楼的楼层、往返的次数、每次往返中间间隔的时间、楼层高的从底层到高层楼中间休息的次数和时间、登楼梯时每步迈的楼梯级数（即一步一级，还是二步一级，还是一步二级楼梯），以及登楼的速度（即登上一定楼层所用的时间）等。登楼运动量很大，在推广这项健身运动时，要十分谨慎和讲究科学性。以上登楼的各项运动处方指标，对于不同的对象来说是完全不同的，由于登楼的运动量较大，因而根据不同对象制定不同的登楼运动处方的重要性就显得尤为突出。

（4）楼顶健身

现代化城市发展的一个重要特征是城市的高层楼宇越来越多，楼宇之间的空间越来越小，再加上道路的加宽和增多，各种高楼、大厦下的地面绿地和空地也就越来越少。而楼层的加高又增加了楼内人数，这表明每人所占有的健身锻炼的空间就更少了。因此现代城市在健身锻炼场地上开始向立体化方向发展，也就是说不仅会利用地面的绿地和空地，而且会在楼内增设各种健身房。

除此之外，现在人们十分注重开发楼顶平台，在楼顶这一有限的空间里设置一些小型羽毛球、网球练习场和小型游泳池，或设置一些小型多样的健身器材，供楼内人们进行健身锻炼时使用，这就是现代城市的一个新的健身锻炼风景线。楼顶健身有许多优点。

第一，楼顶健身场的设置，为楼内的人们增加了一个健身锻炼的新场所。

第二，楼顶健身空气流通，阳光充足，不仅可以进行一些健身锻炼，还可以进行日光浴，增加楼内人员的日光照射时间，对身体健康大有好处。

第三，楼顶健身视野广阔，可以看蓝天、白云，也可看到整个城市的全貌，使锻炼者有一种心旷神怡的感觉，在紧张的工作后，能够起到良好的放松调节作用。

第四，从楼内到楼顶大多有电梯，花不了多少时间，在进行短时间的锻炼后，马上又可回到办公室工作，十分方便。对老年人来说，楼顶健身比登楼健身运动量要小得多，而且对老年人的心理状态的调节也有一定的好处。因而，楼顶健身是高层楼宇职工和老年人健身锻炼中值得提倡的一种健身锻炼方式。

3. 城市居民"择地健身"的现状

我国城市居民健身锻炼的场所有了很大的改善，大大拓展了城市居民选择适合自己健身锻炼场所的空间，为实施"择地健身"创造了良好的条件。以上海为例，对上海市四平路街道居民健身锻炼地点分布情况的调查表明（表5-2-6）：广场和空地进行健身锻炼的人最多，占全部参加健身锻炼人群的60.9%，其次是公园（18.2%）和公共体育场馆（10.1%），虽然学校体育场地已向社会开放，但利用率还非常小（2.2%）。

表 5-2-6　上海市四平路街道居民健身锻炼地点一览表

练习地点	人数	百分比（%）
公共体育场馆	50	10.1
公园	90	18.2
学校	11	2.2
广场、空地	301	61
其他	42	8.5
总计	494	100

对上海市老年人在健身场地的选择上的调查表明，上海市老年人活动场所主要在公园、社区公共场地、住宅附近的空旷处等一些免费的场地，活动的范围大多在居住地 1000 米范围内。老年人基本上是步行到达健身场地，社区的异质性特点使不同小区的老年人相互之间缺乏沟通，难以聚在一起相互交流健身。但是，一部分老年人开始利用便利的免费公共交通工具到更好的场地或者与以前单位的同事一起进行健身锻炼。

调查结果还表明，在性别上，男性老年人到收费场馆的比例明显高于女性老年人。在年龄结构上，75～79 岁年龄段到收费场地的比例最高，到公园、广场的比例最低。在社会学因素的相关性分析中，与子女一起居住的老年人参与收费场馆（17.5%）、到附近学校参与体育锻炼（21.1%）的比例最高；独居的老年人在老年人活动中心参与锻炼的比例最高（40%）。80% 的上海市老年人体育锻炼的场所距离住所在 1000 米范围之内，近 2/3 的女性老年人体育锻炼场所在 200～1000 米以内，男性老年人在 1000 米之外的占 30.3%。在年龄结构上，55～74 岁年龄段，年龄越大锻炼的场所越远，75 岁后开始逐渐接近住所。与子女一起居住的老年人体育锻炼的场所距离住所最远。锻炼场所的远近与年龄、性别、每月的经济收入等均具有较为密切的关系（表 5-2-7）。

表 5-2-7　经常进行体育锻炼的场所与锻炼老人住所的距离（%）

项目	100 米内	100～200 米	200～500 米	500～1000 米	1000 米以外
男性	3.9	12.4	26.5	26.9	30.3
女性	6.7	14.7	25.3	40.3	13
55～59 岁	4.3	9.9	22	51.8	12.1

续表

项目	100 米内	100～200 米	200～500 米	500～1000 米	1000 米以外
60～64 岁	6.2	22.4	26.7	26.1	18.6
65～69 岁	6.1	7	33.5	25.2	28.3
70～74 岁	3.2	3.2	20	40	33.6
75～79 岁	7.7	21.8	23.1	26.9	20.5

引自：李文川.上海市中老年人的体育生活方式构建.（2011 年）。

三、城市人文环境下的"社会生活化健身"

（一）"社会生活化环境"和"社会生活化健身"

"社会生活化环境"是指人们在城市生活过程中所处的城市政治环境、经济环境、文化环境、科教环境、医疗卫生环境、学习和工作环境和日常生活环境（如居室、社区、城市风光、在外出旅游中所接触到的许多生活环境），以及体育生活环境（体育场地设施、群体活动、体育管理等）。在各种社会生活环境的影响下进行的健身锻炼称为"社会生活化健身"。

（二）"社会生活化健身"的选择与实施

1. 体育健身服务体系

2007 年，上海市体育局印发了《上海市体育发展"十一五"规划的通知》，规划指出：完善全民健身服务网络，推进"136"工程，即创建一个科学、健康、文明的体育生活环境，构筑日常、双休日、节（长）假日 3 个体育生活圈，完善运动设施、团队组织、体质监测、健身指导、体育活动、信息咨询等 6 个体育服务网络。[①]

2. 营业性体育健身、休闲和娱乐场所

体育健身、休闲和娱乐场所分为"一般营业性体育场所"和"群众体育健身娱乐俱乐部"，而体育俱乐部又分为"群体性（非经营性）体育健身娱乐俱乐部"

---

① 常燕，钟霞，邓晓岚，等.有氧健身锻炼对改善老年人体成分的作用 [J].中国体育科技，2003（5）：50-51.

和"营业性体育健身娱乐俱乐部"。营业性体育健身娱乐俱乐部是以营利为主要目的体育健身娱乐场所，他们所提供的体育健身娱乐服务是以现代体育生活方式为主要内容。如壁球、高尔夫球、台球、保龄球、垂钓、门球、登山、减肥、体育康复等俱乐部。这些体育俱乐部往往采用的是会员制，会员缴纳会费，参加的人往往有一定的局限性。除此之外，也包括各种以竞技运动项目为主要内容的体育俱乐部，如乒乓球、篮球、足球、排球、手球、体操和艺术体操、武术以及健美、康复等俱乐部。这类体育俱乐部收费相对较低，具有一定的普及性，因而参加对象较多。

3. 家居及庭院健身

家庭居室及庭院已成为城市居民最低层次的体育健身娱乐地点，随着人们生活条件和社区居民居住条件的日趋改善，为家居及庭院健身提供了条件。就近选择家庭居室和庭院作为健身场所，已逐渐成为现代城市居民进行健身锻炼发展的一个新趋向。

（1）居室健身

随着人们体育意识和体育消费观念的加强，"居室健身"和由此带来的"居室健身房"已成为社区的一种新的健身锻炼形式和健身锻炼场所。"居室健身"的一项重要任务是：把人们生活的居室变为既能用于生活、学习和业余时间工作，又能成为人们每天进行简易健身锻炼的场所。居室健身房的健身方式主要分为两类，一类是购买一些小型多样的健身器材放在居室里，供家庭成员进行健身锻炼。健身器材进家庭已经成为现代社会的一种体育文化风尚。另一类则是利用家庭生活用具进行健身。

上海市曾经调查过社区的居民，有13%以上的家庭购置了健身器材，认为健身器材应进家庭和已有此打算的家庭约占50%以上。据统计，近年来由居民私人购买体育器材的已占体育器材销售总额的40%左右，销售量增加了几倍。在家庭中购买的体育器材有活动跑道、自行车练习器、多功能健身器、引力训练器、划船器、按摩器等。现在又有一些小型的体育器材，如月球车、模仿鹅卵石健身之路的"室内健身之路"等，除此之外，还有拉力器、握力器等各种健身器材。由于一般家庭居住的面积有限，这些器材除了放置在阳台外，卧室和客厅不宜放置。

因而家庭健身房里的另一类家庭健身方式就产生了，就是利用家庭中的"生活用具"，人们可以利用这些生活用具和家具等进行多种多样的健身活动。例如，门框可以用来进行引体向上和直、屈体悬垂；墙壁和大衣橱可用于锻炼肩部的柔韧性；床更是一个进行家庭健身锻炼的好地方，人仰卧和俯卧在床上可以做各种腹背肌练习，还可以在床上做各种各样的按摩和体操练习，以及我国传统的"床上八段锦"；利用椅子可以开展多种健身运动。由此看出，人们完全可以为自己的居室营造一个家庭健身房，居室健身将成为今后一个非常普及的健身锻炼方式和场所。

（2）家务劳动环境与健身运动

大多数的家务劳动也是一种轻体力劳动。美国斯蒂尔曼教授曾对30～85岁的人群进行了研究，他按家务劳动的轻重，将实验对象分为低活动组、中活动组和高活动组。实验结果发现，高活动组体重最轻，皮脂厚度最小，骨密度最高，心肺功能最好。但家务劳动的运动强度较小，动作幅度也小，活动的部位也有一定的局限性，只能作为健身锻炼的一种补充，绝不能取代健身锻炼。家务劳动替代低强度的健身运动也是有一定的条件和要求的。

第一，这些家务劳动应该是轻松的，家庭主妇在进行家务劳动时可用录音机播放音乐，边听边干活，有益于身心健康。

第二，做家务劳动时应注意动作的节奏性和动作幅度。也就是应尽量使动作幅度大一些，让动作有一定的节奏。例如，在扫地时，用双手握扫帚，大幅度地扫地。

第三，外出买菜购物，空手去时可作为散步，步行的速度可适当加快些，作为快走锻炼。返回时，手提重物，本身就具有一定的负重锻炼价值。但是用手拎重物时，应该交替拎，以免造成局部手臂负担过重。

第四，完成家务劳动时，应尽量利用家庭的现实条件，进行一些健身锻炼。例如，做些体操或利用家庭健身器进行一些有针对性的健身运动。

（3）在医院住院时，如何坚持健身锻炼

在因病住院期间，应适当地进行一些力所能及、科学合理的健身锻炼，将有助于伤病的治疗与机能的康复。[①]住院期间健身锻炼应当注意以下几点：

---

① 赵先美.生活中的雾霾防治 [M].广州：暨南大学出版社，2021.

第一，住院期间的健身、康复锻炼，一定要听从医生的指导和安排。

第二，所制定的运动处方应具有很强的康复和辅助治疗性质，绝不是以提高体能和运动技能为其主要目的。

第三，在进行健身锻炼时，一定要有家人或护理人员的陪伴与帮助。

第四，在征得医生的同意后，在非诊治时间尽量到户外去进行散步等轻微活动。

第五，在住院期间的康复健身活动一定要针对自己的伤病情况进行安排。

（4）在室内或参加室内会议等活动时如何参加健身活动

在室内或参加室内会议等社会活动时，应因势利导，根据实际情况进行一些简单易行的健身锻炼。如可以坐在椅子上做"椅子操"，或坐在椅子上双手在桌子上进行各种手指练习，还可以用手指梳头，对头部穴位进行一定的按摩，或用双手抚摸、按压腰部和眼部穴位，有时候还可以做一些不引人注意的头部运动等。长期从事伏案工作的老年人，因久坐而易患颈、肩及腰背痛等疾病，可进行"简易座椅健身运动"。

（5）如何在不同水上体育场馆设施进行健身锻炼

游泳是一项全民健身运动中普及程度最高的项目之一，游泳项目的健身运动环境大致分成三类：室内游泳池，室外游泳池，江河、湖海等自然游泳水域。室内游泳池条件较好，水质清洁卫生，较适合用于群众性的体育健身活动。但是，室内游泳池容量有限，很难进行有效的游泳活动。空气闷湿，对老年人来说，很容易造成脑和心脏因供血不足而发生头晕、眼花等症状。室外游泳池，是在室外自然环境条件下经人工修建的游泳场所，空气较好，可直接受到阳光的照射，有利于充分地利用自然力来发挥对人体的健身作用。但这些场、池的卫生条件等方面相对于室内游泳池要稍差一些，在管理上有一定的难度。

在这些场所进行游泳活动时，需要有自我保护的意识和能力。不同类型的游泳环境，具有不同的健身作用，同时也都有其不利的一面。因此，一方面要根据自己的条件，选择最适宜的游泳场所；另一方面也要兼顾室内和室外，人工和自然环境，尽可能选择各种不同环境的游泳场所来进行游泳健身活动，才能充分地发挥出游泳对人体健康的多种功能。

（6）参加体育气功、拳操和走、跑健身锻炼需要什么环境条件

不同的健身锻炼项目和内容对环境的要求有不同的特点，如果不注意就会直接影响健身锻炼的效果。因而在健身锻炼中，应根据不同健身项目对环境的特殊需求来进行合理的安排。在"体育气功"和"拳操练习"过程中需要入静和排除杂念，而且十分强调呼吸，因而需要幽静和空气清洁的环境，最好是阳光出来以后在公园、社区绿地或树荫底下进行。"走、跑练习"是一个长时间的耐力性项目，主要任务是发展耐力，提高一般体力。由于走、跑练习的全过程时间较长，走、跑的步数较多，因此最好在较松软的草地和土地上进行，尽量避免在较硬的水泥和柏油路地面进行。选择的道路周边环境应该是绿化较好、空气较新鲜和人车较少的地方。

（7）旅行途中如何进行健身锻炼

越来越多的老年人热衷于参加旅游活动，旅游本身就是一种健身锻炼的良好方式。人们在外出旅行时，生活往往是无规律的，没有固定的休息时间。因而，按正常的固定时间来进行健身锻炼对他们来说几乎是不可能的。但仍应想办法进行一定的身体锻炼。首先，要有一种强烈的健身锻炼意识，主动地根据旅游途中的特点，因势利导地、灵活机动地进行各种健身锻炼活动。其次，只要有相对空闲的时间，就要根据所在地方的健身锻炼条件，进行力所能及的体育锻炼。再次，出发时随身携带一些简易的健身器材，如羽毛球拍以及棋牌等体育用品。一旦有空闲时间，就可以随时拿出来进行健身锻炼。最后，即使没有场地设施供他们健身锻炼，他们也可进行一系列自我健身活动。例如，可根据坐车的条件进行一些简易的健身锻炼活动。

下面介绍一些乘车时可以进行的简易活动：

①坐在车椅上，可以做旋转脚跟足踝、旋转足尖等运动。

②提着旅行袋时，可以做垂臂耸肩运动。

③当乘客较少时，可在不借助手的情况下，练习身体平衡。

④转动头部，使脖子做顺时针及逆时针方向转动。

⑤手肘相抱置于脑后，上体向左右侧屈，做体侧屈运动。

⑥在座位上，握住拳头、手指挤捏、叩击、按摩大小腿。

⑦做手指拉伸，握拳，张掌或拱手转动手腕。

⑧双手按摩脸部、头部。

⑨做眼保健操。

（8）注意健身锻炼场所的安全因素

健身的内容、场所、练习环境多种多样，无论在哪种健身锻炼环境、场地中都要注意安全。[①]例如，室内游泳池的池壁要注意平滑，以免刮伤游泳者的身体；江河湖海游泳场要注意水底的地形要平整、光滑，不要有水草缠绕；各种马路和空地的健身场所一定要注意地面平整；各种健身器材一定要注意其质量，要经常检查健身器材的损坏情况。总之，凡是有可能损害健康和不利于健身锻炼的因素都要尽力排除。

第三节　城市体育健身人文环境的净化与保护

我国城市体育健身人文环境虽有了很大的改善，但仍存在不少问题，直接影响了市民体育健身的人文环境的净化，必须尽最大的努力不断改善城市体育健身环境，为城市居民的健身锻炼创造良好的外部人文环境条件。特以上海为例进行案例分析。

一、进一步提升上海市民的健身意识和现代健身观念

20 世纪 80 年代改革开放以来，随着城市现代文化的繁荣，城市人文环境有了很大的改善，上海市民参与体育健身的意识和观念也有了相应的提升，但是仍存在一些亟待解决的问题，尤其在不同群体中，体育健身的观念和意识仍然存在较大的差异，影响了上海全民健身运动的进一步普及。今后上海在开展群众性健身运动中，应注意提高市民的健身观念意识，努力改善健身运动中的人际关系，倡导和谐的体育道德风尚。

---

① 陈力全，李悠，任彦军，等. 结构性健身运动对老年人体适能的影响 [J]. 中国老年学杂志，2020，40（5）：1.

二、加强体育健身的科学干预

倡导科学健身现代科技的发展，不仅为社会提供了良好的发展条件，而且在很大程度上推进了社会各领域的科学化进程。健身锻炼作为中国体育事业发展的一个重要领域，也必须全力倡导科学健身，并在与科学健身有关的体育人文环境和自然环境的优化、改造上，运用科学的手段加以推进。加强体育健身的科学干预是全方位的，不仅要表现在科学健身的硬环境上，也要表现在科学健身的软环境上，必须为进行科学健身的广大群众提供更多的科学健身信息咨询，指导他们更加科学地进行健身锻炼，用最先进、最现代化的科技手段，改善人们的健身场地设施、内容手段以及方法，避免各种不利因素对科学健身所产生的消极影响。

三、进一步提升上海市民健身体育发展的"软环境"

相比较之下，近年来上海市民健身运动外环境中的"硬环境"（公共体育场地设施和社区居民体育场地设施等）有了很大的改善，并在全国处于领先地位，但在城市体育发展的软环境上仍有发展空间。

四、进一步完善上海体育场地设施条件

改革开放以来，上海城市建设有了很大的发展，城市建筑群密集，尤其是高层建筑迅速发展，给上海市人均健身场地设施面积的进一步增加带来了困难，直接影响了上海市民进行健身锻炼的硬件条件。应利用上海经济高速发展的有利条件，充分地发挥社会力量的作用，进一步完善上海社会体育场地设施环境条件。今后上海应将把体育场地设施的建设重点由城市转向城郊结合部和郊外；由建设正规体育场馆转向建设与自然环境结合的郊外休闲、健身和娱乐设施；大力建设"体育公园"，并在市区公园中设置体育场地设施；对原有的以体育训练、竞赛为主的公共体育场馆进行绿化改造；在环城绿化带和城市绿地建设中，尽可能地布局中小型的体育场地设施和健身苑、健身点。

第六章　老年人绿色健身环境

　　本章为老年人绿色健身环境，共分为两节，分别是城市自然环境的概念及构成、城市体育自然环境的选择。

第一节　城市自然环境的概念及构成

生活在城市中的居民都是在各种复杂多变的外界自然环境条件下进行健身锻炼的。了解自然环境的概念和构成是十分重要的。

一、何谓自然环境

自然环境是指由阳光、空气和水构成的外界自然力及由此而引起的气候等外环境。群众健身锻炼主要是在室外进行，因而每一个锻炼者在室外进行锻炼时都会接触到阳光、空气和水，以及由此而引起的气候等各种自然环境因素的变化，这些变化都会对我们的健身活动产生不同程度的影响，有时是积极的，有时是消极的。因而提高人对自然环境变化的适应能力，是群众进行健身锻炼的一项重要任务。

二、城市自然环境的构成

城市自然环境是由两类具体的环境构成的，一类是自然力环境，它是自然环境构成的基本要素，包括阳光环境、空气环境和水环境，另一类是与自然力环境相关的，具有城市特质的环境，包括城市绿色环境、城市建筑环境、城市交通环境等。

第二节　城市体育自然环境的选择

一、何谓"绿色健身"

从健身锻炼的场所看，健身锻炼一在室内，二在室外。生活在城市中的人，大多在室内，与自然环境接触很少，他们长年缺少阳光的照射，缺少呼吸新鲜空气的机会，也缺少江河湖海的熏陶。因而，回归自然，在广阔的田野里、公园里、江河湖海里参加各种健身锻炼，是现代社会和未来社会生活方式的一个发展趋势。那么健身锻炼与自然环境有什么关系呢？在自然环境中，人们究竟应该怎样进行健身锻炼才是最科学的呢？本节中提到的自然环境已成为一个常用名词，它往往用于说明现代社会追求的是一个没有污染的绿色自然环境。因此这一名词用得越来越广，不仅用于环保，还用于体育领域，以反映体育健身与自然界的关系。"绿色健身"是指在无污染的绿色自然环境条件下进行的健身锻炼。

气候对人的健康和情绪等都有不同程度的影响，尤其对老年人的某些疾病，如关节炎、心脏病等有明显的诱发作用。因此，人们应该掌握这些规律，发挥主观能动性，提高自己对气候等自然环境的适应能力，要加强防护意识。

二、阳光与健身运动选择

1. 阳光对人体和健身锻炼的影响

阳光是地球上包括人在内的所有生物得以生存的基本条件。长期在室内工作的人，由于照射阳光不足，其身体健康会受到影响。研究表明，一个人只需要接受短短的 30 分钟日光照射，血液里就可以增加维生素 D30.25 毫克，并能增加巨噬细胞的功能，从而增强身体的抗病能力，同时还能促进骨骼和牙齿对钙元素的吸收。所以增加阳光照射的机会，将有助于增进人的身体健康。一个人在安静状况下体温一般在 37℃左右，但是在运动活动过程中，体温可提高到 38～39℃，如果体温达不到一定的程度，那么运动能力也就不可能太高。人在一年四季的不同气温条件下参加健身锻炼时，为保持适宜的体温，自然要有不同的安排，包括准备活动、着装、活动量以及活动项目等都要有不同的安排。[①] 阳光对情绪调节也有益处，尤其在冬天，在阳光明媚的日子里人们会更乐于帮助别人并遵守社会公共秩序。但夏季的暑热晴天例外。

2. 在阳光环境下的健身运动防护

在炎热的夏天进行锻炼时，对健康可能会产生一些消极影响，因此必须注意必要的保健和合理的安排。在炎夏锻炼要注意"两防"。

---

① 李成明. 健身走运动对老年人体成分的影响 [J]. 安徽体育科技，2013，34（6）：46-49.

（1）防中暑

中暑主要是在闷热天气和热而不通风的情况下进行锻炼造成的，由于体内大量热量不能散发出去，出现中枢神经系统调节功能失调等病症。最初病人会感到全身无力、头昏、恶心等，此时体温不高或略高。一旦出现这些症状，就应该迅速停止在高温环境下进行健身锻炼，及时补充水分或淡盐水症状即可消失。如不注意，可能会使症状加重，出现轻度中暑现象，此时体温开始上升至38.5℃以上，并伴有血压下降、脉搏加快等症状。在这种情况下应立即将患者移至阴凉通风处，及时饮用淡盐凉水和饮料，经过数小时后症状即可逐渐消失。如在轻度中暑后不采取措施，就会发展成重度中暑，此时可能会出现昏倒、昏迷和抽搐等症状，应立即送医院抢救。为了在夏日锻炼时防止中暑，应尽量避免在炎热的中午锻炼，最好在清晨和傍晚进行，运动时间不宜过长，运动量要适宜，而且运动中间应增加间歇次数，并穿浅色的、宽松透气的运动服，以利散热。锻炼时应准备充足的淡盐水或饮料，同时准备十滴水、人丹等解暑药或清凉油。

（2）防烈日曝晒

虽然阳光对人来说是一个非常重要的自然力因素，但研究表明，在烈日下运动阳光会直射头部，其中红色可见光线和紫外线能穿过颅骨，直接作用于大脑，很容易使脑膜和脑组织充血，从而出现"日射病"。其症状主要表现为剧烈的头痛、恶心、呕吐、烦躁和抽筋，但体温并不会升高或逐渐升高。为了防止日射病，在烈日下进行健身运动时，最好戴遮阳帽，锻炼间歇休息时喝淡盐凉水或饮料。研究显示，在烈日暴晒下紫外线能使黑色素在皮肤的细胞中存积，并灼伤皮肤导致皮肤衰老，甚至发生癌变（皮肤癌）。因此，对日光浴要进行合理的安排。

三、空气与健身运动选择

（一）空气质量

空气质量和人的生存空气是指包围在地球周围的气体，它维持着人类及生物的生存。洁净大气是人类赖以生存的必要条件之一，一个人超过5分钟不呼吸空气便会死亡。人体每天需要吸入10～12立方米的空气。虽然大气有一定的自我净化能力，能够维持洁净大气，但是，随着工业及交通运输业的不断发展，大量的有害物质被排放到空气中，改变了空气的正常组成要素，使空气质量变坏。当我们生活在受到污染的空气之中时，健康就会受到影响。

为了改善外环境空气质量，防止生态破坏，创造清洁适宜的空气环境，保护人体健康，我国制定了《环境空气质量标准》（GB3095—1996）。它将有关地区按功能划分为3种类型的区域：一类区为自然保护区、林区、风景名胜区和其他需要特殊保护的地区；二类区为城镇规划中确定的居住区、商业交通居民混合区、文化区、一般工业区和农村地区；三类区为特定工业区。环境空气质量标准也分为三级，一类区执行一级标准，二类区执行二级标准，三类区执行三级标准。衡量某个区域的空气质量达到几级标准，主要就是看这个地区空气中各种污染物如总悬浮颗粒物、二氧化硫、氮氧化物的浓度达到几级标准。

（二）空气成分

1. 干洁大气成分

地球大气由多种气体混合组成。干洁空气是指大气中除去水汽、液体和固体微粒以外的整个混合气体。清洁的空气是由氮（78.06%）、氧（20.95%）、二氧化碳（0.93%）等气体组成的，这3种气体约占空气总量99.94%。在干洁大气中对人类活动及天气变化有影响的大气成分有以下几种，如表6-2-1所示。

表6-2-1 干洁大气成分表

气体	按容积百分比（%）	按质量百分比（%）	分子量
氮	78.084	75.52	28.0134
氧	20.948	23.15	31.998 8
氩	0.934	1.28	39.948
二氧化碳	0.033	0.05	44.009 9

（1）氧气

占大气质量的23%，它是动植物生存、繁殖的必要条件，主要是通过植物的光合作用产生。

（2）氮气

氮气占大气质量的76%。

（3）二氧化碳

含量随地点、时间而异。夜间多、白天少，阴天多、晴天少，植物的光合作用需要消耗二氧化碳。

（4）臭氧

臭氧分子氧能吸收短于 0.24 微米的紫外线辐射后重新结合的产物。

2. 空气中的杂质和微粒

大气中除了气体成分以外，还有很多的固体杂质和液体微粒。"杂质"是指来源于火山爆发、尘沙飞扬、物质燃烧的颗粒、流星燃烧所产生的细小微粒和海水飞溅入大气后而被蒸发的盐粒，还有细菌、微生物以及植物的孢子、花粉等。它们多集中于大气的底层。"液体微粒"，是指悬浮于大气中的水滴、过冷水滴和冰晶等水汽凝结物。大气中杂质、微粒聚集在一起，会直接影响大气的能见度。它能加速大气中成云致雨的过程；它能吸收部分太阳辐射，对地面和大气的温度变化产生一定的影响。

（三）空气健身方式的选择

1. 空气浴——健身的好方式

现在人们非常推行利用空气温暖、适宜刺激和空气中氧气的充足供应，来进行空气浴。在夏天时采用"温暖空气浴"，每天可以利用上午和下午傍晚的时间在 20～30℃的条件下进行一次，每次 10～15 分钟，每天增加 10 分钟，增加到每天 1～2 小时为止。在春天和秋天时，可进行"凉爽空气浴"，温度掌握在 14～20℃，每次 5 分钟，每天增加 5～10 分钟，增加到 30～60 分钟为止，每天进行 1 次，持续 1 个月。空气浴有时候也可与日光浴结合起来进行，在空气浴进行 5～6 分钟后可转入日光浴。[①]

2. 马路、人行道等空气污染地点不是最好的健身场所

在进行健身锻炼时，必须注意锻炼场所的空气的质量如何。空气污染对健康产生危害主要通过 3 条途径：

---

① 盛珍贵.基于老龄化社会背景下的老年户外健身器材交互设计研究 [D].上海：华东理工大学，2012.

第一，表面接触。

第二，食入含大量污染物的食物和水。

第三，吸入被污染的空气。

其中第三条最为常见，危害也最大。为此，我们应该尽量避免在空气污染超标的情况下进行健身锻炼，要选择在城市污染相对较少的地区去进行健身锻炼。如尽量不要在污染严重的工厂附近和家中煤烟严重处，以及不要在汽车空气污染物排放最严重的城市街道两侧人行道上进行健身锻炼。

3. "风"——室外健身锻炼自然外动力

随着空气的流动产生了"风"，人们在室外进行健身活动时，由于人体的运动与风之间形成了一定的接触，因此风就会对身体的健身运动产生一定的影响。如何排除风对身体运动的不利影响和充分利用风对人体的有利影响来合理地进行健身锻炼，是每一个健身锻炼者都应该注意和掌握的。

（1）学会在有风的条件下科学地进行健身锻炼

在顺风情况下空气会对人体运动产生一定的助力，而在顶风的情况下则会产生一定的阻力。在顶风的情况下，如果呼吸方法掌握得不好，大量的空气就会被吸入口腔（尤其是冬天的冷空气），对咽喉产生一定的刺激作用，从而引起上呼吸道感染等疾病。在进行室外走、跑活动中如果有风，就应尽量顺风跑，一是借助风力跑可节省体力，二是可避免上呼吸道感染。

（2）放风筝——一个借风力的健身手段

放风筝是我国民间传统的健身娱乐活动项目。相传始于春秋时代，它是利用风力这个空气自然力形成的气流使风筝升入空中。放风筝是一项有益于身心健康的户外活动，能真正体现出"天人合一"的精神，放风筝可以调节心理状态。风筝之所以能升入空中，是因为风向和人们拉着风筝线的用力方向相对，使风筝产生了一股浮力。风力越大，拉风筝的力量就需要越大，随风向变化，还需要不断地调整用力的方向和人体的站位。因而放风筝对提高人体健康和体质也具有一定的作用。

（四）四季气温与老年人健身锻炼

一年四季，气候截然不同，人们把一年四季的气候形容为"春暖花开的春季""烈日炎炎的夏季""秋高气爽的秋季""冰天雪地的冬季"。必须了解究竟哪些季节最适宜进行健身锻炼，各个季节进行健身锻炼的特点和应注意什么。

1. 春、秋季——健身锻炼的黄金时段

应该说每一个季节都可以进行体育锻炼，都可以从不同的角度达到增进健康、增强体质的效果。但是，相比而言，在"春暖花开的春季"和"秋高气爽的秋季"参加健身锻炼的效果最好。因为，人和生物体一样，在春暖花开的春天，各种功能和运动能力都难以达到一个更高的水平。但是他们在春天欣欣向荣的外界环境条件熏陶之下，心理状态开始复苏，开始从长期的室内生活走向室外，走向大自然、走向运动场，参加各种各样的文体活动。秋天是一个收获的季节，气候冷暖适中，是进行健身锻炼的大好季节。人体功能处在全年的最好时期，不仅是运动员出成绩的最好季节，也是健身锻炼者健身锻炼效果最好的季节。所以应不失时机地抓住秋季美好的时光来进行健身锻炼。但是，秋季气候十分干燥，因此应注意保健养生，调理伙食。秋季又是气候变化异常的季节，早、中、晚气温变化较大，在进行体育锻炼时，要勤穿衣、勤换衣。

2. 夏、冬季——应激季节的健身锻炼

极冷、极热气候对心脏病人的影响很大，尤其是非常寒冷的天气，会使人的心血管系统负担过重。冬季死于心脏病的老年人会比其他季节要多。在寒冷的季节，进行某些费力的活动会增加心脏的负担。另外，心脏病病人的死亡高峰是在夏天。暑热会使心脏跳动加剧，人排汗增加，并使血压升高。极冷和极热的气候会使人的免疫系统负担过重，从而削弱人体的抵抗力，感染疾病。烈日炎炎的夏天，由于气温过高，人体很多心理和功能状态会开始下降，并进入"低潮"阶段。在这个气候条件下，人们参加室外健身运动的欲望会大大下降，在烈日照射下，甚至会造成中暑。这说明夏季不是进行健身锻炼最好的时间。尤其是老年人在夏季进行健身锻炼时，应注意在室外锻炼的时间不要过长，不要在中午烈日下锻炼，尽量在早晨和傍晚时进行锻炼，可适当增加一些室内健身锻炼的项目。冬季室外气温非常低，在寒冷气温的影响下，人体功能也偏低，自然也就影响了身体锻炼的效果。因此，冬季不是最好的进行健身锻炼的时间。冬季在室外锻炼，尤其是北方严寒的条件下，皮肤容易被冻伤或生冻疮。人们在低温条件下锻炼，出汗以后很容易感冒或得支气管炎等上呼吸道疾病。因而在冬季锻炼时，不宜穿过厚的服装，出汗后一定要注意及时更换衣服，对容易冻伤的部位要注意保暖。

四、水与健身运动选择

（一）水对人体和人健身锻炼的积极和消极影响

1. 运动中会消耗大量的水分

运动中人体出汗要消耗大量的水分，消耗了就要补充，如果不补充，人体的机能就会受到影响。

2. 由水引起的气候变化会影响健身锻炼

水会造成雨天、雪天等气候条件的变化，也会对人的健身锻炼产生影响。如淋雨加上风吹，会引起感冒等疾病；阴雨天气潮湿，患有关节炎之类疾病的人，更容易旧病复发，影响健身锻炼。

3. 水能增加肺组织的弹性和胸廓的活动能力

因为水有压力，水的密度比空气大 800 倍左右，因此人站在齐胸深的水中，水会对人体产生 15 千克的压力，而人体在水中为吸进新鲜空气就要加深呼吸来克服这种压力。深呼吸就是对呼吸肌进行的一个很好的锻炼，能够增加肺组织的弹性和胸廓的活动能力。研究表明，经常参加游泳的人，肺活量可从一般人的3500 毫升，增至 4000～5000 毫升。除此之外，水还可以使心肌得到锻炼，改善心血管系统的功能。

4. 水为人们提供更多的健身锻炼方法

水为我们提供了许多与其有关的、深受欢迎的健身锻炼方式，其中游泳、沐浴、海滨健身等最受欢迎。①

---

① 李二朋.健身快步走对 60～69 岁老年人身体素质相关指标影响的实验性研究 [D]. 济南：山东体育学院，2011.

5.湿度对人的健康有直接的影响

研究表明，阴天和下雨前的低气压会使人情绪受到影响。

6.水汽含量在大气中的变化会影响人的健康

大气中的水汽来源于下垫面，包括水面、潮湿物体表面和植物叶面的蒸发。水汽在大气中含量很少，但变化很大，是天气变化的主要角色，云、雾、雨、雪、霜、露等都是水汽的各种表现形态。水汽能强烈地吸收地表发出的长波辐射，也能放出长波辐射，水汽的蒸发和凝结又能吸收和放出潜热，这都能直接影响地面空气的温度和大气运动的变化。而气温又会影响人的功能、健康，从而影响人的健康和健身运动。

7.酸雨——严重危害人类健康的"水"

酸雨成分中，以硫酸为最多，硝酸次之。硫酸主要是因为燃烧矿物燃料释放出的二氧化硫而形成，其中最大的排放源是发电厂、钢铁厂、冶炼厂等，还有家家户户的小煤炉。硝酸是由氮氧化物形成的，氮氧化物气体主要是在高温燃烧的情况下产生的。例如，汽车发动机燃烧会释放出氮氧化物。因为自然界自我清洁能力有限，酸性物质游离在空气中会与水汽融合成酸雨降至地面。酸雨会使树根变形，并阻碍树枝和幼芽发育，树叶枯落，树木死亡，并直接损害人的健康。在酸雨环境下进行健身锻炼对健康影响更大，甚至有生命危险。

（二）海滨健身锻炼——利身、健心的"海洋健身疗法"

在海边进行各种健身、休闲和保健活动，可以达到健身、强体和调心的作用，对老年人，尤其是一些患有疾病的老年人来说，具有良好的健身和辅助治疗作用。研究表明，海洋性大气能以特有的离子化与悬浮的盐粒子给人体良好的刺激。海水中还含有多种微小的活性物质、浮游植物和浮游动物，这些东西可以分泌出一种具有抗生灭菌作用的物质等，促使生物平衡。当人们在海滩上散步的时候，每吸进一口空气，便会把海水所含的各种矿物质和微量元素吸到肺里，这对人体必然会产生一定的保健医疗作用。[①] 这是一种非常有益的"海洋健身疗法"，是值得

---

① 常燕，钟霞，邓晓岚，等.有氧健身锻炼对改善老年人体成分的作用 [J].中国体育科技，2003（5）：50-51.

推广的集健身、旅游为一体的现代体育生活方式。

（三）冷水浴、冬泳和雪地锻炼——在冷应激条件下的"水"健身锻炼

冬天并不是人体运动能力和锻炼效果最好的时间，但并不等于我们要对寒冷采取一种消极的态度。机体对环境的适应是人的本能，利用寒冷的外界自然条件进行耐寒锻炼，能使人和大自然气候的变化和谐同步，同样能强身健体。冬泳和冷水浴又称为"血管体操"，即指它们能增强心血管的功能。人体在受到冷水刺激后，皮肤血管急剧收缩，大量血液会被吸入到内脏器官及深部组织，使其血管扩张；同时机体为了抗寒，皮肤血管又会很快扩张，这样的一张一缩，能够使血管得到锻炼，有利于增强血管弹性，防止心血管疾病。冷水的刺激，外周血管的关闭，更多地保证了重要器官的供血，因而会使心、脑、肝、脾部的血液供应增加，有利于消除神经系统的疲劳。人体在接触冷水后会转为深呼气，然后恢复均匀而深长有力的呼吸，这样呼吸系统的功能就会得到加强。冷水还能改善人体消化系统的功能。

冷水对皮肤、关节、肌肉也有很好的锻炼作用。受冷水刺激后，皮肤血管会强力舒缩，皮下脂肪增厚，血液循环旺盛、营养充分。耐寒锻炼还能加快体内的物质代谢，对糖尿病的防治具有独特的疗效。此外，能促进人体的脂肪代谢，对脂肪肝也有一定的治疗作用。水能使身体吸收和消化保持平衡，冷水浴还可以增强人体对疾病的抵抗力。

对老年人来说，不宜做运动量过大的游泳活动，但可以在水中浸泡或进行各种水浴。当心、肺患有疾病时，也要注意避免在水中锻炼或进行冷水浴之类的健身活动。耐寒锻炼的方法和形式有很多，常用的有以下几种：少穿衣服，多开门窗，少用空调、进行冷空气浴，坚持用冷水洗手、洗脸、洗脚、擦身，洗冷水澡，参加冬泳。等到身体对低温的耐受能力达到一定程度的时候，老年人也可考虑参加冬泳锻炼，在北方还可进行雪地健身。

五、绿色环境与"绿色健身"的选择

绿色可以促使人体分泌出一种生理活性物质，调节人的神经系统，处于紧

张生活状态的人来说，选择绿色环境健身是调节心理、放松体力的一种良好的手段。

（一）城市绿地

对于城市居民来说，以往健身锻炼的场所主要是公共体育场馆、人行道旁的空地、社区空地和健身娱乐场所、学校和机关单位厂矿企业的体育场馆等。近年来，人们逐渐在寻找更多的绿色健身活动场所，首先被人们选中的是分散在城市的大大小小的"公园"和新开辟的各种"城市绿地"。

（二）森林、森林公园和山林——"森林浴"健身的好场所

城市绿地是有限的，空间狭小，难以满足人们的需要，于是人们开始走向城市边缘和城市以外的森林和新建的森林公园。据悉，仅北京一个城市，1993 年赴京郊森林公园旅游者就多达 100 多万人次。"森林浴"或"绿色健身"已成为不少城市居民的首选旅游项目之一。为此，不少大城市都在新建具有森林和公园双重特点的森林公园。例如，上海市在城郊结合部或城郊建设了多个规模宏大的森林公园，一些植物园也逐步改建成森林公园。但是，毕竟这样的绿地和公园是有限的，而且吸引力也不如自然条件下的真正森林，因此到山区森林和原始森林旅游又逐渐成了人们旅游的热点。究竟"绿色健身"场地对人体的健康有什么好处呢？研究发现如下：

1. 森林是天然的"负离子发生器"

绿地上有清洁的空气，有花草树木的地方，便会有更多的空气负离子。空气负离子具有调节神经系统、促进血液循环的功能，能镇痛、镇静、止咳、止痉挛，利汗和利尿，并能降血压和治疗神经衰弱。

2. 森林是天然的"氧气加工厂"

森林对人们养生十分重要，它有着净化空气和制造氧气的作用。人们进入森林就像进入一个大的氧气舱里，是人们进行"氧气浴疗"的好地方。

3. 森林是天然的"吸尘器"

在森林里，空气中的各种灰尘、粉尘均可被过滤和吸收，患支气管炎、咽喉

炎、肺炎等上呼吸道感染的患者，如果能到森林中去旅游和生活一段时间，病情一般会得到一定的改善。

4. 森林是天然的"空气调节器"

森林中的空气湿度远远高于城市，据统计约比城市高 38% 以上。

5. 森林是天然的"防腐剂"

明代医学家龚远贤在《寿世保元》中指出："山林逸兴，可以延年。"近年来，森林的作用越来越受到医学家和养生学家的重视。许多国家和地区都开始在森林里设立"森林医院""森林诊所""森林疗养院"等，把森林作为治疗疾病、增进健康的一项很有前途的辅助治疗措施和方法。森林中的松树，可散发出松节油，本身就是一种杀菌防腐剂，可提高机体细胞的活性与人体抗病能力；柏树、桦树、橡树等可分泌单萜烯，具有杀灭结核分枝杆菌、伤寒沙门菌、白喉弧菌、霍乱杆菌，抗炎以及促使生长激素分泌的作用。还有些树木，如云杉等对葡萄球菌、百日咳杆菌有抑制作用；柞树对高血压、心脏病也有一定的辅助疗效。

6. 森林是一把天然的"太阳伞"

森林可遮挡阳光直射，防止"日射病"。

（三）山林——爬山、体育旅游、观光的新风景线

自古以来，登山就是人类运动的方式之一，时至今日，登山更是一种集娱乐、健身和旅游为一体的一项体育运动和休闲项目，越来越受到人们的关注和喜爱，参与的人也越来越多。攀爬山林也是一项能充分利用自然环境的自然力，来达到其特有功效的绿色健身锻炼项目。

1. 爬山有利于强身健体

爬山是一项全身性体育活动形式，在同样的时间里，爬山要比跑步消耗的热量多 23%，比散步消耗的热量多 4 倍。爬山可以增强腰背和腿部肌肉的力量，特别是能增强下肢肌肉韧带的活动能力，保持关节的灵活性，使双腿变得强劲有力。同时也能改善心肺功能和提高新陈代谢。爬山的高级阶段是登山运动。登山运动往往是在海拔较高的高原地带进行，大多为运动员参加。一般情况下群众，尤其是老年人，没有一定的基础是不宜参加的。

2.爬山可以磨炼意志

爬山是一项耗体力的群体性健身锻炼项目，爬山是非常艰苦的，没有坚强的意志是很难登上顶峰的，即使登上了顶峰，下山也很困难。爬山运动全过程持续的时间较长，需要一步一步地登上顶峰。在登山的全过程中，不仅需要强健的体力，也需要顽强的意志。正因如此，在爬山的过程中，也锻炼了爬山者的意志。

3.爬山可陶冶情操

在爬山登高的过程中，可以观赏周围的山林景色。在登上顶峰后，遥望祖国的山川美景，可以激发人们的爱国情怀。山林空气新鲜，景色宜人，使人心旷神怡，能起到独特的健心作用。

（四）农村田园——体育田园假日的兴起

近一个世纪以来，城市化进程发生了令人惊讶的变化：

第一，快速交通和即时通信使人类居住方式发生了变化。

第二，人口压力开始释放，生活格局由收敛式向松散型、开放式过渡。

第三，双休日及节假日为人们休闲、度假提供了时间。

第四，为了让人们从紧张劳动中解放出来，为休闲者提供休憩服务的产业应运而生。

正是在这样一种背景下，郊区田园休闲也已成为城市人消费闲暇时光的新生活方式。田园生活景点与诸多的名胜古迹游览胜地不同，它是以农业生态环境的开拓为主要特点，它的资源是果园、园艺场、林场、农场、牧场及养殖基地等，均具有农产品生产功能。人们游览的主要是农村的田园风光，没有农村的特定生态环境，田园式休闲也就失去了赏心悦目的基础。这一种新的郊游方式，虽保留了传统郊游的内容和形式，但是其内涵却有了非常大的拓展，它是一种集休闲、娱乐、健心、观赏、游览和健身等多种功能于一体的新的休闲健身产业和活动形式，人们把它称为"田园假日"。

（五）湖边垂钓——"三合一"自然力健身锻炼法

垂钓俗称"钓鱼"。一年四季均可钓鱼，但在春、秋两季钓鱼最为合适。冬季在北方冰上钓鱼，也别有一番风味。钓鱼是一项非常富有吸引力的户外体育休闲、娱乐、健身活动。在这项活动中，垂钓者充分地享受了自然环境中空气、水和阳光这 3 个自然力赋予的一切。越来越多的钓鱼爱好者投入其中，现在这一项目已被列为一项群众性的休闲体育竞赛项目，并成立了专门的体育组织——钓鱼协会和钓鱼俱乐部。钓鱼在 20 世纪 50 年代开始被列为国际体育比赛项目。

第七章 老年人科学健身的
机体内环境

本章为老年人科学健身的机体内环境，共分为三节，分别是健身运动的"内环境"和"择时健身"、"择时健身"锻炼的基本方法以及"择时健身"的科学调控。

第一节　健身运动的"内环境"和"择时健身"

体育活动是一个人的身体活动过程，在此过程中，人们离不开体内各器官、系统的支持，没有这些器官、系统的正常工作，以及由此而形成的良好的机体内环境，就不可能正常地进行各种健身运动，也谈不上取得更好的健身锻炼效果。如何根据人体内环境的各种规律性，特别是生物节奏的规律性和各器官、系统的工作特点，合理地安排健身锻炼的内容、手段、负荷和制定科学的健身运动处方，这是摆在每个健身锻炼者面前的一个十分重要的任务。

一、人体内环境变化对健身运动的影响

人体内环境是指人体体内各种器官、系统在锻炼时所产生的各种规律性的变化。人体的内脏器官、系统，如心血管器官、呼吸器官等，每时每刻都在进行工作，这些器官系统的工作维系着人的生命，支持着人体参加各种各样的活动，尤其是参加体育活动。我们在参加各种体育活动时，首先就会感觉到心跳加快、呼吸急促、肌肉酸痛等。如果人体器官系统的各种内在变化都是按规律进行，那么我们的各种身体活动就会产生有益的效果。相反，当我们在生病或运动负荷过大时，人体各种内脏器官的工作节奏就会被打乱，在这种情况下进行锻炼，就会对人体产生不良的影响。

二、人体运动时内环境与外环境的联系

中医学认为人体内环境必须与人体运动时所处的外环境相适应，在健身锻炼中人自身机体的内环境因素主要包括每个个体内在的心理、生理、生化等状态，其会直接影响到人体健身锻炼的效果。而在健身锻炼过程中，外环境条件是相对于人的机体的外因，人体的内环境则是决定健身锻炼效果的内因。很显然，人体的内环境在健身锻炼中会起决定性作用，但是人与外环境应该是统一的，人在运

动过程中，各种各样的外环境对人体健身锻炼会产生很多正面和负面的影响。因此，科学健身的一项重要任务，就是尽可能地使人体的内环境与外环境协调起来，也就是说只有在影响人体运动的外环境与内环境都处于最佳状态时，人们的健身运动才能达到最好的效果。

三、健身运动中实现内外环境统一的最佳选择——"择时健身"

（一）何谓"择时健身"

"择时健身"是指健身锻炼者根据自身机体的生物节奏规律合理地安排健身锻炼的过程。一个人的身体活动过程，离不开体内各器官、系统的支持，由此形成良好的机体内环境。

如何根据人体内环境的各种时间性规律，特别是生物节奏的规律性，也就是说如何根据各器官、系统工作的时间特点和变化规律，合理地安排健身锻炼的内容、手段、负荷和制定科学的健身运动处方，是每个健身锻炼者的一项重要任务。

（二）实施"择时健身"的科学依据

1. 何谓生物节奏

生物节奏是指人体功能状况在不同时间里按照一个相对稳定的时间节奏进行变化的规律。最早的时间医学理论，要数中国中医的《黄帝内经》《子午流注学说》《阴阳节律学说》。时间医学告诉我们，人的内环境，即人的心理、生理状态的变化，并不是杂乱无章的，而是按照一个相对稳定的时间节奏变化的。在人体内环境中，各种功能状态的生物节奏，是影响人体健身锻炼的最重要因素之一，但过去却被人们忽视了。

2. 人的总体运动能力在一天中的生物节奏——生物钟

研究表明，人的总体运动能力在一天中会呈现出"三高峰""三低峰"的规律（表7-1-1）：第一个高峰是7~12点，是一天中的掌握技能最高峰，适宜学习和掌握技术动作；第二个高峰是14~18点，这是一天中体力的最高峰，最容易提高体能；第三个高峰是19~21点，这是一个灵活性、协调能力最好的时间，这个高峰实际是第二个高峰的延续。人在一天中的 3 个运动能力低潮期是：第一低潮期在清晨 4～7 点；第二低潮是中午 12～14 点，这是一天中白天的最低潮，尤其 13～14 点体力最差；第三低潮是一个小低潮，是 18～19 点晚饭前后，时间很短，晚饭后 1～2 个小时即开始进入第三个高峰。人们对一天中白天所表现出来的运动能力的差异进行统计后发现，在一天中的不同时间，同一个人从事同一种工作消耗的能量要相差 9%。

表 7-1-1　每日健身锻炼最佳时间及与人的生物节奏的对应关系

阶段	清晨	上午	午餐	下午	晚餐	晚上	深夜
时间（时）	4～7	7～12	12～14	14～18	18～19	19～21	21～24
生物节奏	低潮、上升	第一高潮，稳定	第一低潮，过渡	第二高潮，稳定	第二低潮，过渡	第三高潮，稳定	低潮，恢复
健身锻炼的可能性	准备性	最佳	间休	最佳	间休	最佳	恢复、休息

引自：徐本力.运动训练学.1990 年。

3. 健身锻炼时为什么要考虑人的生物节奏

生物节奏是人和所有生物体固有的一种具有时间变化规律的生命现象。人的很多生理现象如体温、心肺功能、肌肉的工作、中枢神经系统的功能等都会按一定的时间节奏变化。变化的规律表现为：在生物节奏高潮时各种器官系统的机能会达到最好的状态，即人的体力、心理及智力会表现为最佳的状态。而在生物节奏低潮时则会表现为相反的状态。当我们进行健身锻炼时，如果处于高潮，我们参加体育锻炼就会感到非常有力，注意力集中，非常兴奋，健身锻炼效果也会最好。当我们处于低潮时，即使是要完成一个运动量不大的练习，机体也会感到疲劳，动作走样，注意力很难集中，不仅会使锻炼效果大受影响，还非常容易受伤。尤其老年人，年迈多病，体质衰弱，人体内环境的生物节奏的变化对他们来说，其影响程度非常大。因而，在健身锻炼中，注意生物节奏规律的运用就显得更为重要。

第二节　"择时健身"锻炼的基本方法

一、同步节奏锻炼法

同步节奏健身锻炼法是指将健身锻炼的时间与人体体力的高潮期同步进行，以取得事半功倍效果的生物节奏锻炼法。也就是将健身锻炼的时间安排在一天中的高潮时段，一周中的强体力日，一个月中的强体力周或一年中的强体力季节，这种健身锻炼的安排方法就叫作同步节奏锻炼法。平时参加健身锻炼前，首先应了解自己机体的生物节奏处于什么状况，是高潮期还是低潮期。如果参加健身锻炼或参加体育比赛的时间与人固有生物节奏相吻合，那么就会产生一种"共振"效益，锻炼的效果将是"事半功倍"的。如果参加健身锻炼时碰到身体不好的日子，那么应尽可能避开这个时间，如果仍然要参加健身锻炼，那么就应安排简单的、难度不高的、体力和心理负荷强度都较小的活动项目。

二、根据日生物节奏"择时健身"

（一）从生理功能看

应该尽量在一天中心理、智力和体力最佳的时间进行健身锻炼。对上海市老年人每日参加体育锻炼时间调查表明（表7-2-1），早晨是上海市老年人的主要锻炼时间，其次是晚饭后。在选择上，除了晚饭后男性显著高于女性以外，其他选项未见显著性差异。在年龄段上，年龄越大，早晨锻炼的比例越高，上午锻炼的比例越低。在影响老年人体育锻炼时间选择的社会学因素分析中，独居的老年人主要在早晨锻炼。在受教育程度上，本科学历的老年人在上午锻炼的比例最高。如果说老年人早晨的健身更多注重的是体育的健身功能，那么上午健身则更多的是把体育作为生活的一部分。这与上海市老年人的健身价值观、项目选择具有一致性。

表 7-2-1　上海市老年人体育锻炼的时间段选择（%）

项目	每天锻炼时间选择				
	早晨	上午	下午	晚饭后	节假日
男性	90.6	17.5	6.4	34.6	2.6
女性	86.7	21.1	8.3	26.6	1
60～64 岁	82.4	25.9	9.5	34.3	2.2
65～69 岁	90.9	15.2	8.7	22.6	1.7
70～74 岁	100	6.5	3.2	30.1	3.2
75～79 岁	97.4	5.1	7.7	47.4	0

引自：李文川 . 上海市老年人体育生活方式构建 .2011 年。

（二）从智力看

分析国外有关一天中智力变化的测试结果表明：8～10 点前后以及 18～21 点两段时间，为一天中大脑工作能力最强的两个时段，19 点为全天最高点。15～19 点虽然是体能的最高潮，但却是白天智力的最低点。人的记忆力分成两种：一种称为"短期记忆力"，是指对新学的知识和动作的理解和记忆力，它可以提高我们学习的效果和掌握技术动作的速度；另一种称为"长期记忆力"，是指在长期反复学习和练习的基础上所形成的一种记忆力，一旦形成就很不容易忘记。短期记忆力较适合于学习和掌握各种新的动作，而长期记忆力则适合于反复练习一些已经掌握的动作。因此，上午选择和安排智力练习和学习新技术较适合，下午选择和安排复习性练习和巩固提高技能的练习，以及各种提高体能的练习内容较适合，而晚上则选择和安排复杂技术和与此有关的协调能力、应变能力的练习，如各种球类、体操、健美操、体育舞蹈等较合适。老年人如按规律（表 7-2-2）安排健身锻炼内容，就可以在一定程度上弥补因智力衰退所造成的不利影响。

表 7-2-2　人在一天中的最佳记忆时刻

时间	记忆能力
清晨（6～7 点）	印象清，记忆效果好
上午（8～10 点）	精力旺盛期，短期记忆效率高，比其他时间高 15%
傍晚（18～20 点）	记忆最旺盛期，长期记忆效率高，感觉器官灵敏

续表

时间	记忆能力
睡前 1~2 小时（22~23 点）	不存在"倒摄抑制"，有利于记忆系统化和提取记忆

引自：徐本力.《运动训练学》.2000 年。

（三）从晨练看

从时间生物学的角度看，晨练有积极作用，但晨练也有消极的作用，因为清晨不一定是一天中最好的健身锻炼时间，原因如下：

1. 清晨不是一天中锻炼效果最好的时间

一般说清晨是指 4~7 点，研究表明，清晨是白天生物节奏的低潮时间，并不是一天中健身锻炼效果最好的时间，在全天中仅起到一个准备性活动的作用。

2. 清晨并不都是一天中空气最清新的时间

植物的代谢过程——光合作用仅在白天有太阳辐射时才能进行，如果早上天不亮就开始锻炼，植物在没有阳光的情况下，反而要吸收氧气，放出二氧化碳，对人的健康不利。从这个角度看，8~9 点以后才是公园绿地最佳的健身锻炼时间。

空气的质量不仅与空气的清新程度有关，也与空气中污染颗粒物的含量直接有关。前一天所产生的污染物由于早上气压相对较低，因而并未完全升空扩散，早晨 6 点左右为空气污染的高峰期。太阳出来以后，大约要到 9 点，气压逐渐升高，空气中悬浮的含污染物的颗粒才开始逐步升空、扩散和消失。

3. 不同的季节，清晨的空气质量是不同的

一年中，夏、秋两季空气最清洁，冬、春季前 1~2 个月空气污染严重；春季人体新陈代谢活动比较弱，对有害物质的抵抗力较低，因而污染物更容易危害人体健康，运动越激烈，吸入的污染空气越多，受污染和对健康的损害程度就越大。从对上海市老年人体育锻炼时间段选择的调查可以看出，上海有 90.6% 的男老年人和 86.7% 的女老年人，都选择在早晨进行健身锻炼。有 17.5% 的男老年人和 21.1% 的女老年人选择上午进行健身锻炼，有 6.4% 的男老年人、8.3% 的女老年人选择在下午的时间进行健身锻炼，另有 34.6% 男老年人、26.6% 女老年人选

择晚饭后进行健身锻炼。由此看出，绝大多数老年人主要是在早晨进行健身锻炼，正因如此，对晨练的问题就更应引起重视，并且要从多方面去综合考虑其利弊，进行科学的安排。

三、如何根据人在一周中的生物节奏"择时健身"

在一周中，人的体力也有两个高峰和相应的低潮，即周三、周五或周二、周四为一周中的两个体力高峰日。一周中，往往到周六时体力不好，周日也不可能成为体力的高潮，周一基本上是属于体力的自我调整日，也不是体力高峰日。从周二开始，人体在一周中的第一个高峰日才开始出现。

四、如何根据人在一年中的生物节奏"择时健身"

在全年中，人的各种功能和运动能力也会表现出与四季的自然节奏相吻合的节律性变化规律。

1. 春季锻炼

春季锻炼在一年中有"准备活动"之称。活动的内容不要太复杂，要求不要太高，体力负荷也不宜太高，应逐步适应逐渐变暖的气候，逐步提高要求。要以室外活动为主，开展一些诸如散步、旅游、郊游、钓鱼、慢跑和各种拳、操、武术、舞蹈，以及各种田径和球类活动。

2. 夏季锻炼

由于气候炎热，人的生物节奏处于低潮，是一年中的第一个调整期，所以应把运动负荷适当减小，锻炼的时间不宜过长。要减少室外锻炼的项目和锻炼的时间，以安排在早上5~7点和傍晚17~19点为宜。可多开展一些水上项目、海水浴、高山旅游项目等。另外，可在有空调的室内健身房开展各种健身、健美、艺术体操、体育舞蹈等项目，也可参加一些室内的球类项目，如乒乓球、羽毛球等。

3. 秋季锻炼

秋季是提高体能最好的季节，健身锻炼者的锻炼欲望会大增，应该充分利用这一季节加强健身锻炼。可以参加一些与力量素质有关的健身、健美项目的锻炼，如各种田径、球类、体操等。除此之外，长跑活动在这个季节也比较适宜。

4.冬季锻炼

冬季虽然是一年中体能的低潮阶段，但仍可进行健身锻炼。冬季健身锻炼主要从两方面着手：

第一，提高人对寒冷的适应能力。

第二，提高以有氧耐力为主的体能。冬季仍可进行慢跑活动。除此之外，也可以在寒冷的条件下开展多种多样的冬季体育活动。

第三节 "择时健身"的科学调控

人体内环境虽然存在生物节奏规律，但并不能因此而阻止人们主动地进行健身锻炼。相反可以通过科学的措施、方法和手段去进行必要的调控，以充分发挥科学健身的积极作用，消除一些消极的因素。

一、"择时健身"的准备——准备活动

准备活动是每一次练习前必须进行的一个准备性过程，它可以使人体的内环境尽快形成健身锻炼所需要的那种状态。也就是说能让健身锻炼者的心理和身体各器官系统尽快地进入工作状态，以承受健身锻炼对机体所带来的负担。准备活动一般包括 3 个部分：第一部分是心理、思想准备部分；第二部分是热身准备部分；第三部分是专门准备部分，主要是为即将进行的健身锻炼内容做一些专门的准备，这样有利于提高基本部分练习的效果。

二、健身运动负荷与人的内环境

健身锻炼的一个重要的任务是合理地安排好健身锻炼的运动负荷。在运动过程中，当运动量过大时，机体内环境的各种器官和系统就会出现一些不正常的反应。如头晕、大量出汗、休克，甚至死亡。适宜的负荷不仅能够使人坚持正常的健身锻炼，也有利于人的体质和健康的改善。但如果负荷过小，所产生的健身效益就会大打折扣，甚至起不到健身锻炼应有的效果。安排的运动负荷必须与身体的内环境的变化规律保持一致，否则就达不到健身锻炼的效果。

第八章　老年人健身的建议

　　本章为老年人健身的建议，共分为三节，分别是老年人健身宜早、营造好情绪以及坚持适量运动。

第一节　老年人健身宜早

人的衰老是逐渐的，清代金缨编《格言联璧》载："衰后罪孽，都是盛时作的。老年疾病，都是壮年招的。"愚谷老人的《延寿第一绅言》，极力主张对衰老与老年病的防治要重在预防，且要早。他说："人待老而求保生，是犹贫而后积蓄，虽勤亦无补矣。"所以，不少长寿学家认为，要想使人的寿命达到理想的年限，应从儿童时期开始注意。有的提出了"生命过程中寿命积累"的概念，即根据人的发育、生长、成熟、衰老等各个生命过程与健康和寿命有关的因素，来采取有利于健康长寿的措施和方法，逐步积累健康素质和寿命年限，通过这种生命不同阶段的寿命积累来延年益寿。在儿童时期，应注意预防各种疾病。在中年期要注意防止染上烟、酒等嗜好，要养成合乎卫生、有利于健康的生活工作习惯。在老年期要特别注意保护身体和防止衰老。

第二节　营造好情绪

随着科技的发展，生物病因的重心将会逐渐下降，心理、社会病因会逐渐上升，即医学模式正由生物模式向生物—社会—心理医学模式过渡。注重心理作用与生理功能的依存关系，重视心理和生理、病理的统一。尤其要强调二者之间的作用与反作用的病理关系，即脏腑功能活动是心理活动的基础，心理活动又主宰、制约、影响着生理活动，故心理状况可以导致脏腑病变，脏腑病变同样可以导致心神的异常。

中医心理学还十分重视心理平衡。心理常由于社会因素、生物因素及脏腑病理而失去平衡，并由此提出了"精神内伤，身必败亡""喜怒不节则伤脏"之论断，认为精神致病因素主要是指喜、怒、忧、思、悲、恐、惊七种情绪的变化。不同的情绪变化对内脏有着不同的影响。如怒伤肝、喜伤心、思伤脾、忧伤肺、恐伤肾等。因此，保持心理健康，营造良好的心境和乐观情绪，对于健身养生、延年益寿，是至关重要的。情绪的表现形式，大体可以归纳为两类：一为坏情绪，即消极情绪，如悲观、忧愁、烦闷、焦急、不满、愤怒、恐惧等；二为积极情绪，即愉快的情绪，如满足、好感、惬意、快乐、轻松、希望、乐观等。情绪会随着事情和环境的变化而变化，我们应努力控制其向好的方面变化。

一、好情绪胜过良药

我国养生学一向注意精神的保养，认为精神好是保持人体健康必备的条件。《素问》在论述调节精神，保养真气，以求长寿的养生方法时，要求做到"内无思想之患，以恬愉为务"。

乐观的情绪是健康、长寿的重要条件。积极的情绪能为神经系统增添新的力量，增强人体抵抗疾病的能力，使人健康长寿。据调查，98%的长寿老人性格温和或开朗乐观。许多长寿老人说他们长寿的秘密是有开朗的性格和人生乐趣。

俄国生物学家巴甫洛夫曾说过："愉快可以使您对生命的每一跳动，对于生活的每一个印象易于感受，不管躯体和精神上的愉快都是如此，可以使身体发展，体格强健。"

总之，精神因素在疾病的发生和发展中有极为重要的作用，已被许多事实所证明。精神愉快时，头脑清醒，精力充沛，食欲旺盛，消化液分泌增多，继而会增强胃肠的消化吸收能力。愉快的情绪能夺回各种疲劳对于大脑皮层的占领地，还能对植物神经系统进行适当的调节，从而使心血管等内脏功能得到保护。

二、努力营造良好情绪

努力保持健康的心理状态，营造良好的情绪和心境，是至关重要的，尤其对于老年人来说更为重要。

1. 保持心理健康

情绪是心理活动的一部分，心理健康是营造良好情绪的重要条件。凡是心理健康的人，不但自我感觉良好，而且具有机敏的智能、稳定的情绪、愉快的气质。

关于衡量心理健康的标准，根据专家对心理研讨的意见，大体有以下几点：

（1）对环境有适应能力

人对环境的适应能力有两类：一类是消极适应，它表现为在生活环境改变后，不能很快适应下来；另一类叫作积极适应，当环境不利时，可以想办法改变环境，让环境变得适合于自己。

（2）自控能力

自控能力是指人的理智对情绪和行为的控制能力，又可称为内在控制能力。

（3）有积极向上和进取精神

心理健康者，无论对待任何工作或事业，都有积极向上的进取心理，都能尽心竭力地去做，在工作中寻找乐趣，在生活中寻找希望。

（4）有自尊与自重感

心理健康者，深知自身价值，在社会活动中，对周围的人和事，能置于恰当合理的地位。在待人处事中，能做到谦而不虚，不亢不卑，真挚大方。

（5）对精神刺激和精神创伤有抵抗力和耐受力

心理健康者，受到精神刺激或精神创伤，一般不会出现异常情绪或引起精神紊乱，即使出现，康复得也较快。

（6）有自信心

自信心是一个人独立地生活在世界上的支柱，是进取的心理条件。心理健康者，不会盲目地自我肯定或自我否定，能永远保持坚定愉快的心情。

（7）注意力品质

注意力品质不佳，会影响人的整个心理活动，从感觉到思维都会受到影响。注意力涣散、不易集中，是心理健康状况不良的表现。

（8）社会交往状态

适度的社会交往是心理健康的标志之一。如果从正常的社会交往变为冷漠、不愿接触他人，或封闭自己，与世隔绝，这证明精神方面有了障碍。

（9）有较坚强的意志

健康的心理应具有行动的自觉性、果断性、坚韧性和自制力。

2. 淡泊对人生，达观看世界

清心寡欲，淡泊名利，这是历代贤人志士做人、养生之道。

古人云：人之心胸，多欲则窄，寡欲则宽。

元代张养浩，以为官清廉著称。官至礼部尚书，把金钱看得很淡，他在小令《中吕·山坡羊》中写道："金银盈溢，于身无益，争如长把人周济。落便宜，是得便宜？世人岂解天公意？毒害到头伤了自己。金，也笑你，银，也笑你。"他认为金银财宝无非都是身外之物，过于贪求，足以伤身，不如看得淡薄一些。这是很高的一种人生境界。

我国历史上，能够达观处世，正确对待不如意的事，远是非、寻潇洒的，是不乏其人的。如明代著名戏曲家汤显祖，因性情耿直，不事权贵，中年弃官归家。他在《思达观》中表露了他的内心世界："何来不上九江船，船头正绕香炉烟。第一人从欢喜地，取次身居自在天。语落君臣回照后，心消父母未生前。看花泛月寻常事，怕到春归不值钱。"诗人在严酷的现实面前，无可奈何地得出了一个结论，即达观地看待一切，永远保持乐观的生活态度，对社会上的一切纷扰全不放在心上，任何时候都把烦恼置于脑后。当然在那个时代这只是理想，真正做到是不容易的。

3. 胸襟旷达，宽厚待人

人生活在复杂的社会中，难免会遇上不愉快的事，如果长期得不到解决，耿耿于怀，就会影响情绪，对身体是很不利的。

古人说："必有容，德乃大，必有忍，事乃济。"即必须有宽容的雅量，仁德才会宏大，必须有忍耐的毅力，凡事才能成功。孔子曾说："不念旧恶，怨是用希。"（《论语·公冶长》）。就是说不记过去的旧仇，怨恨自然就会减少。

4. 除忧愁，寻乐趣

在条件基本相同的情况下，有的被烦恼和忧愁压得透不过气来，有的则过得潇洒、自在。为什么会有这样截然不同的差别呢？除了性格以外，这里还有个会与不会的问题。应该说，性格通过学习、锻炼也是可以改变的。所以，要努力学会排除忧愁和烦恼，悉心去寻找开心和乐趣。

退离休后的老年人，只有做到"老有所为"，才能实现"老有所乐"。也就是说，人到老年仍要学习、工作和自我发展。要根据自己的条件和兴趣，按照"力所能及"和"具有社会意义"这两个原则来考虑自己的"所为"，以不断进取的态度，为自己确定新的目标。比如从事一些有意义的公益事业等。当完成某项工作或取得一些成绩，体现自身价值时，乐也就在其中了。

5. 乐观开朗，笑口常开

我国元代医学家朱丹溪在《丹溪心法·六郁》中有这样一句话："气血冲和，万病不生，一有怫郁，诸病生焉，故人身诸病，多生于郁。"

笑，是人们良好情绪和愉快心情的外在反映，是对某种喜好事物愉快感受的表露。现代医学告诉我们：笑是一种有益于人体的运动，笑使人体内的膈、胸、腹、心、肺及肝脏，都能得到短暂的体育锻炼；笑能清除呼吸系统的异物，并能加快血液循环和心脏搏动；笑对肌肉、骨、关节都有良好的作用。

笑的好处和功能，很早就被人们所认识。明代养生家胡文焕在《养心要语》中说："笑一笑，少一少；恼一恼，老一老。"笑有利于健康。所以，从自己的健康考虑，我们不应当放弃开怀大笑的任何机会。

6. 改变思维方法，去忧求乐

我国古时候有一塞翁失马的故事，说的是在边塞有一个老头儿丢了一匹马，大家都来安慰他，然而他却有另一种看法："怎么知道这不是福呢？"后来这匹马竟带着一匹马回来了。同样的事情，大家为之痛惜、着急，但这位老汉并未单纯地将其看作坏事，而是向好的方面想。这种遇变不惊、泰然处之的心态，是值得我们学习的。

7. 培养广泛兴趣，移忧找乐

所谓培养广泛兴趣，就是除了自己从事的专业以外，还可以根据自己的条件和爱好，参加诸如具有社会意义的公益性活动，学习琴棋书画，或养花种草，或参加各种收藏活动等。选定一两项长期坚持下去，定有好处。可以从中找到乐趣，排忧解烦，有利身心健康，延年益寿。现仅就书画艺术与长寿问题简述如下：

（1）养精神

"入静"是书画实践过程的前提。比如完成一幅书法作品，在挥毫运笔时，要全神贯注，排除杂念，屏气凝眸，将立意、构思通过臂、肘、腕、指达于笔端，一气呵成。这时，人进入了一种境界，忘却了烦恼、忧愁。

著名书法家王羲之曾指出，作书须先"凝神静思，预想字形，意在笔前，然后作字"。王羲之练字时全神贯注，其父走到身后抽动他手中的笔都毫无知觉；他书写入神，夫人催食，他心在字上，竟把馒头蘸墨津津有味地吃了起来。这里强调的"静思"与练气功时思想集中、意守丹田是极为相似的，即排除杂念，专心致志，旨在进入一种"静"的境界。年逾百岁的著名画家朱屺瞻，当有人问他长寿秘诀时，他说："我的长寿经验是一个字——画，只要一捏笔画画，什么心事烦恼就都丢光了。人称笑一笑，少一少，开心能百岁；我说，画一画，少一少，宽怀可以长命。"

（2）炼身体

有位书法家深有体会地说：写字很像打太极拳，要屈臂伸手，肩肘运动平和适中，不停地运转，一横一竖，一撇一捺都是力从腰生，而后经背、肩、肘会带动腕和手指。一般写大字还要站着写，两足平行而立，挥毫运笔，力透纸背，而另一只扶案镇纸的手臂，起着维持身体动态平衡的作用，这无疑是一种舒缓的运动，一种柔和的锻炼。可见，书写是一项很好的健身运动。

（3）冶情趣

书画是一种高尚的艺术活动，可调节人的情趣，丰富人的精神生活。当习字作画时，可以抒发内心情感，或临摹大师作品，或抄录名篇佳句，都能给人以高尚的美的享受；当欣赏古今名帖或自己的佳作时，便可以从中获得一种难以言喻的审美快感和愉悦，身心会得到一种特殊的满足；当有了进步，或受到别人赞许时，会感到无比快乐。

（4）磨性格

习书绘画能陶冶情操，锻炼脾气，修身养性，培养自己磊落大方，儒雅谦恭的性格。书法对于培养人们的细心、耐心和恒心是大有裨益的。

综上所述，书画活动，可以兼有练力、练气、练心、练神、练艺的多种功能。

明代养生家石天基将"养性立德"概括为六个"常存"，对于我们保持心理健康、营造良好情绪，有一定的借鉴意义。

第一，常存安静心。就是安静不妄想的意思。不贪求、不妄想、不患得患失。嗜欲少，则心自安。

第二，常存善良心。心地善良的人常以助人为乐，无害人之心，举一念，出一言，行一事，都要想到有利于人否？有损于人否？问心无愧，心里自然恬适。

第三，常存正觉心。"知邪与正，明是与非，正邪不两立，是非勿混淆。"保持觉悟，维护正气，心明眼亮，自然会排除烦恼纠纷。

第四，常存欢喜心。随遇而安，随意自适，不做过头之事。要像白居易的诗那样，"随富随贫且随喜，不开口笑是痴人"。

第五，常存和悦心。人以和为贵。对人态度和蔼，谦虚谨慎，胸怀开阔，宽宏大量，不斤斤计较，不耿耿于怀。以和悦之心待人，人乐己也乐。

第六，常存安乐心。凡人一生少有不遭逆境者。遇逆境要善于排解。古人说："进一步想，有此而少彼，缺东而少西，时刻过去不得；退一步想，只吃这碗饭，只穿这件衣，俯仰宽然有余"。上句是不知足的苦境，下句是知足的乐趣，此即"退后一步自然宽""知足常乐"。每遇不如意事，即将更甚者比之，心即坦然大乐矣。

第三节　坚持适量运动

一、运动的意义

1. 运动养生观

运动可以健身养生，早已被人们所认识，并得到积极倡导。如孔子提出"居必迁坐"（《论语》），庄子提出"吹响呼吸，吐故纳新，熊经鸟申，为寿而已矣"（《庄子·刻意》）。《吕氏春秋·尽数》中首次提出"流水不腐，户枢不蠹，动也"的运动养生观。汉代中医学家华佗仿照五种动物（虎、鹿、熊、猿、鸟）编创了导引术——五禽戏。唐代名医孙思邈也主张运动导引，他说："每日必需调气补泻，按摩导引为佳。"（《备急千金方·二十七卷·养生》）中医兼道家葛洪的《抱朴子》、陶弘景的《养性延命录》亦有导引气功的精辟论述。如陶弘景说："人食毕当行步。"宋代哲学家陆九渊说："精神不运则愚，血脉不运则病。"清代学者颜元说："常动，则筋骨疏，气脉舒。"清代颜习斋在《言行录》中强调："一身动则一身强，一家动则一家强，一国动则一国强，天下动则天下强。"这一切都说明运动对于健康养生的意义。

动与静，是中国古代养生的两大原则。很多儒、道、佛家及历代名医学者是动静结合的倡导者。静在养生中的作用，与动是同样重要的。

儒家之祖孔子及弟子颜回主张"坐忘"。《孟子·尽心章》中也记载："存其心，养其性。"道家老子、庄子奉行"清净虚无""少思寡欲"。《黄帝内经》提出"恬淡虚无、精神内守"等都说明了静养在中国占有重要地位。其总的宗旨是通过清静、无欲（无欲主要指排除杂念，绝非消极厌世）使人产生一种心理效应，让脑体皆获得休整。方法包括静坐、静卧和静立气功等。

2. 运动对于养生的机理

（1）适当地运动，对全身的组织器官都有好处

老年人随着年龄的增长，四肢肌肉的力量逐渐减弱。经常运动，可使肌纤维变粗且坚韧有力，其中所含蛋白质及糖原等储备量增加，血液循环及新陈代谢改善，动作的耐力、速度、灵活性、准确性都增强。肌肉附着于骨骼，经常运动会使肌肉附着处的骨突增大，改善骨骼的血液循环及代谢，使骨外层的密度增厚，骨质更加坚固，延缓骨质疏松、脱钙等老化过程，从而提高骨骼和系统抗折断、弯曲、压拉、扭转的能力。骨与骨相连形成关节，其周围由韧带和肌肉包围，老年人的关节容易骨质增生，使韧带和肌肉发生退化。经常运动，可加强关节的韧性，提高关节的弹性和灵活性。

（2）有利于促进血液循环，预防心脑血管病

老年人血管壁的弹性渐差，心脏功能减退，所以平时活动少的老年人稍加活动就会心跳加快、气促、胸闷、头昏等。而长期坚持运动的人，心肌纤维逐渐粗大且变得强壮有力，冠状动脉的侧枝血管增多，管腔增大，管壁弹性增强，从而

使心脏本身的循环得到改善。运动的人比不运动的人心率慢，但每一次心跳输出的血量会大大增加，这样可预防或推迟老年人常见的心血管病。

（3）有利于加强呼吸功能

经常运动，会使呼吸肌强壮有力，吸气时胸廓充分扩展，能使更多的肺泡扩张而吸入更多的氧气；呼气时胸廓尽量压缩，排出更多的二氧化碳废气。长期运动的人，可使呼吸变成深而慢型——呼吸加深，次数减少。这是一种最省力且收效最大的呼吸方式，可使呼吸肌得到充分的休息，对人体维持旺盛的精力，推迟身体的老化过程有利。

（4）有利于加强消化系统的功能

经常运动，可使食欲、胃肠蠕动、消化液的分泌增加，使食物的消化、吸收加速。运动会使呼吸加深，膈肌大幅度的上、下移动和腹肌的活动，会对胃肠道起按摩作用从而增强其消化功能，因而通过运动可治疗胃肠神经官能症、胃下垂以及便秘等。运动时会使整个机体血液循环加速，新陈代谢旺盛，从而能改善肝、胰的功能。

（5）有利于促进神经系统的健康

运动时各部分肌肉会有规律地收缩，使各种刺激达到大脑，大脑又会发出各种动作指令，这对神经系统是一个很好的锻炼，使其反应敏捷、准确，动作迅速，不易疲劳，而且能使机体保持良好的防御机能。

（6）有利于改善肾功能

运动能改善肾脏血液的供应，并且能提高肾脏排除代谢废物的能力，同时能加强肾脏对水分及其他对身体有用物质的吸收。运动还可以提高内分泌腺的功能，促进骨髓的造血功能。

（7）有利于增强人体防御能力

由于运动能促进皮肤的血液循环，促进其新陈代谢，提高其感觉的灵敏度，加强皮肤及其附属器如毛孔、汗腺、皮脂腺等冷热刺激的适应能力，从而可增强人体的防御能力。

二、运动的形式

1. 劳动

适当参加劳动是健身养生的重要途径之一。虽然劳动不等于体育运动，但就健身来说，在某些方面可以起到与体育运动同样的作用，是最原始、最简单、最易行的健身形式。在进行适当的体力劳动时，有关的肌肉及关节经常会收缩和放松，这既能促进局部组织细胞的新陈代谢，又能促进全身的血液循环，可有效地将氧气、营养物质、激素及其他化学物质供给全身的组织细胞，带走细胞的代谢废物，从而促进全身各系统、各器官的功能发挥，推迟组织细胞衰老的过程。

厄瓜多尔的比尔卡班巴、苏联的高加索地区、巴基斯坦的罕萨，以及我国的新疆和田地区和广西巴马瑶族自治县等长寿老人较集中的地区，在 1991 年被国际自然医学会列为世界五大长寿区。除此之外，我国还有许多小区域性长寿区，如上海市的崇明岛、湖北省的钟祥市、四川省的彭山区、广东省的台山市、湖南省的平江县、山东省的菏泽市及海南省等也是长寿老人较集中的地区。

以上地区的长寿老人为什么较多呢? 据有关专家调查研究证实，除了这些地区环境优美、景色秀丽、气候宜人、空气清新、饮食没有污染以外，就是长年坚持劳动。他们都是生命不息，劳动不止，大都从十几岁开始一直到七八十岁都在从事着各种劳动。有关部门曾对一些地区进行调查表明，在 80 岁以上的老人中，80% 以上是体力劳动者，这说明劳动对健康长寿的重要。

"人欲劳于形，百病不能成"。这是唐代名医孙思邈的一句名言，精辟地论述了劳动与健康长寿的关系。现代科学证明，适当的体力劳动，不仅能增强体质，还能预防疾病，有益于身体健康。孙思邈享年逾百岁，想必与他长期坚持行医（既有体力劳动又有脑力劳动）不无关系。

宋代诗人陆游之所以活了 80 多岁，他一生坚持劳动也是重要因素之一。闲居山阴时，他经常"身杂老农间"，从事一些田间劳动；平时在家还把扫地作为养生的重要内容。他有这样一首诗："一帚常在旁，有暇即扫地。既省课童奴，亦以平血气。按摩与导引，虽善也多事。不如扫地法，延年直差易。"意思是说，一把扫帚放在墙边，一有空就扫地，既可省去打扫卫生的服务人员，又可以借此疏通气血。按摩、导引虽然好，但不如扫地的效果好，一举两得有意义。

2. 散步

散步，从狭义讲，就是不拘形式，悠闲从容地踱步；从广义讲，包括生活中的各种行走。散步是最安全、最简便、最易行的运动。几乎所有能活动的人都能进行，不受年龄、性别的限制，也不受健康水平和场地的约束，是老年人强身健体、防病治病最适合的运动形式。

我国古人很早就把行走散步当作是一种重要的健身活动。《黄帝内经·素问·四气调神大论》中就提出了"夜卧早起，广步于庭"的锻炼方法。《老老恒言》载有"散步"专论："步则筋舒而四肢健"，睡前"绕室千步，始就枕"。唐代名医孙思邈在《千金翼方·养性》中写道："四时气候和畅之日，量其时节寒温，出门行三里二里，及三百二百步为佳，量力而行，但无令气乏气喘而已，亲故邻里来相访问，携手出游百步。"

"雨洗东坡月色清，市人行尽野人行。莫嫌荦确坡头路，自爱铿然曳杖声。"这是苏东坡贬谪黄州时写的一首诗，道出了散步的那种悠然自得的真趣！

陆游也曾写过有关散步的诗句："小砚孤吟恐作愁，长堤曳杖且闲游。破云山踊千螺翠，经雨波涵一镜秋。"意思是说他除了努力写诗，散步也是他的一种爱好。

在锻炼身体的行列中，还可以经常看到退步走者，据说这种行走能使腰部肌肉有规律地进行收缩和松弛，有利于腹部血液循环的改善，加快腰部的新陈代谢。同时还能治愈腰肌劳损，提高脊柱关节及四肢关节的功能，矫正姿势性驼背。

3. 慢跑

长距离慢跑，是一种简单易行的健身运动方式。所谓慢跑，以边跑边与人说话而不感觉难受，不喘粗气为宜。慢跑比散步对人体的锻炼作用要大，是老年人较喜欢的一种健身项目。慢跑能使肺泡有充分的活动，可有效地防止肺组织弹性的衰退。慢跑时吸入的氧气量比静坐时多8倍。坚持长跑，可以促进冠状动脉的侧支循环，明显地增加冠状动脉的血流量，改善心肌的营养状况。据对常运动和不运动的各300人进行调查，结果显示不运动组的动脉硬化发生率，远远地高于运动组；运动时间长而较缓和的项目，对降低胆固醇较明显，而时间短、强度大的运动则对降低胆固醇不明显。

对于散步和慢跑两种运动项目，老年人可根据自己的身体状况来确定，身体较弱者，可参加散步活动，身体较好者可参加慢跑活动。从散步改为慢跑活动，开始时可以采取慢跑与走路交替的方法，逐步从散步过渡到长距离慢跑。

4. 登高

最简单的形式是爬山和上楼梯。爬山对老年人健身有特殊的好处，青山绿水，树木葱郁，花香鸟语，环境的幽雅和空气的新鲜，这些都是有利于长寿的因素。此时若能信步攀登，临顶远眺，更是别有一番情趣，所以如今将每年的九九重阳节定为老年节，是有特殊意义的。既能提醒人们发扬尊老敬老的光荣传统，又能鼓励老年人积极参加登高望远的健身活动。

登高可以说是走路与跑步的结合。因为攀登的步态是缓慢的，与散步速度相仿，但登高需将人体提升，所承负荷与跑步相当，故而运动强度较大。老年人登高也应像由散步转为慢跑一样，速度不可过急，要逐步进行才稳妥。

5. 练太极拳

太极拳是我国民族形式的体育武术项目之一，它集中了我国历代保健体操的精华。自 16 世纪以来，即作为强身防病、延年益寿的方法在民间广为流传。中华人民共和国成立以后，为了适应广大群众体育活动的需要，国家体育管理部门自 1956 年开始至 1983 年，先后三次对在群众中广为流传的太极拳套路进行了整理修改和出版发行。国家推荐的太极拳套路包括二十四式、四十八式、八十八式和三十二式太极剑。

练习太极拳除全身各肌肉群、关节需要活动外，还要配合均匀的深呼吸与横膈运动，并且特别要求人们在打拳时，尽量做到"心静"，精神贯注。因此，练太极拳对中枢神经系统、心脏血管系统、呼吸系统、消化系统以及对体内物质代谢，对骨骼、肌肉及关节活动等都有良好的促进或调节作用。北京运动医学研究所曾对 50～89 岁的人进行了较详细的医学检查，其中 32 名是经常打太极拳的人，56 名是不打太极拳的人。对比观察的结果表明，经常打太极拳的人，不论在体格方面，还是在心血管和系统机能、呼吸机能、骨骼系统及代谢功能等方面，都比不打太极拳的人状况好。

综上所述，太极拳是一种合乎生理规律、轻松柔和的健身运动。不分男女老幼皆可习之，持之以恒，定有益处。老年人可练习打二十四式太极拳，易记易练。如运动量不够，可多打几次。四十八、八十八式套路难记，不易打好，对老年人来说是不可取的。

6. 六字诀

六字诀是我国古代的一种健身方法，主要是在呼气时分别用六个字疏通与调和相关脏腑的经络和气血，以达到治病健身的功效。

现将方法介绍如下：

（1）预备式

两脚平站，与肩同宽，头正颈直，虚腋，沉肩坠肘，含胸拔背，全身关节、肌肉放松，两膝微屈，呼吸自然平稳。每变换一字都从预备式起。

（2）呼吸法

腹式呼吸。呼气时，读字、收腹、提肛、缩肾，脚趾轻微抓地，重心在两脚跟；吸气时，两唇轻闭，舌舔上腭，用鼻自然吸气，腹部隆起。此为"踵息法"。

（3）调息

每个字读六次后，调息一次。吸气时，两臂从前方抬起，手心向下；待平举时，翻掌，手心向上，向胸部划弧，同时开始呼气，两手向腹部顺气。

三、动脑的作用

脑为人体的中枢器官，对生命活动具有重要的调控作用，因此抗衰老的重心应放在脑，只要脑不衰，身体的其他部位就有希望。中医也非常重视脑对全身的重要影响，如《黄帝内经》说"心者，君主之官也""五脏六腑，心为之主""主不明则十二官危""心伤则神去，神去则死矣"，足见防止脑衰对健身的重大意义。

科学研究还表明：勤于思考喜欢学习的人，脑血管经常处于舒展状态，可以增加脑部的血流量而使脑神经得到良好的营养，从而使人保持健全的思考能力，延缓脑细胞的衰老过程。

当然，老年人用脑也要讲科学，要适度，注意劳逸结合；注意让左右脑交替运动，"轮流"休息。如长时间看书学习、从事写作的人，要用一定的时间来欣赏音乐，或观赏花卉，或品味字画等，以交替进行各种不同的脑运动，对健身是有好处的。这是因为专家们发现人脑左半球主管语言、计算和抽象思维，右半球主管音乐、艺术和形象思维。

四、运动注意事项

1. 锻炼前应做体格检查

锻炼前应做体格检查，了解有无重要疾病，取得医生的指导后再进行锻炼。锻炼时要遵守循序渐进的原则，由慢到快，由易到难，由简到繁，时间和运动量要逐渐增加。运动量是否合适，要以运动后是否感到舒服为标准。

2. 要注意选择适当的运动项目

要选择各关节、各肌群都能活动到的全身性项目。特别是老年人不宜做强度过大、速度过快的剧烈活动。有的老年人结合自身情况，自编锻炼项目，易记易练，效果也很好。

3. 要持之以恒

进行体育锻炼，必须长期坚持才能有效，时断时续将有损身体健康。

4. 要适度运动——注重有氧代谢运动

量变是质变的条件，质变是量变的结果，这是事物发展的普遍规律。同样，体育锻炼也要注意量的问题，否则就会走向健身的反面。与其说"生命在于运动"，不如说"生命在于适度运动"。

国外运动医学专家最新科研认为，中等量的体育运动，如快步行走、骑自行车、游泳、居室扫除等，足以降低冠心病的发生与发作危险。如果所有的成年人每日持之以恒地进行不少于30分钟的中等量运动，都可对健康有益。

为了避免剧烈运动给人体造成不利，适度运动应运而生，并被越来越多的人认识和接受。适度运动也被称为有氧代谢运动。有氧代谢运动，就是在运动过程中，经过心肺的调整和代偿，使呼吸和心跳加快，以满足肢体肌肉对氧气需求的增加，在运动中氧的供需呈动态平衡。运动强度属于轻、中等水平，如快步行走、慢跑、骑自行车、扭秧歌、跳健身舞等。与此相反，无氧代谢运动是指肌肉在没有持续氧气供给的情况下进行的剧烈运动，典型的无氧代谢运动有短跑、跳高、跳远、举重、投掷等。

在进行剧烈运动时，尽管我们的心脏和肺尽全力增加对四肢肌肉的氧气供应，但仍然无法满足局部代谢对氧气的需求。于是大脑、肝、肾和胃肠等重要器官的血管就会收缩，促使血液重点供应四肢肌肉，使这些重要脏器在运动中处于缺氧状态，功能减退，不利于健身。

总之，动与静，运动量的大小及其运动方式，都应从自身体质、年龄、爱好等实际情况出发，坚持实事求是，注意掌握分寸，才有利于健康长寿。

第九章　老年人体育服务社会支持系统实现路径

本章为老年人体育服务社会支持系统实现路径，共分为两节，分别是老年人体育服务社会支持系统构建以及老年人体育服务社会支持系统实现策略。

第一节　老年人体育服务社会支持系统构建

一、老年人体育服务社会支持系统构建的基本理念

（一）基于"健康老龄化"和"积极老龄化"的目标

20世纪八九十年代，为了应对人口老龄化这一社会问题，国际人口学界先后提出了"健康老龄化"与"积极老龄化"理论。"健康老龄化"强调保障老年人身心健康，让老年人"老有所安"；"积极老龄化"探讨了收入、参与和社会保护对老年人健康的重要意义，赋予了老年人获得健康、参与和保护的社会权利，强调老年人在"老有所安"的基础上"老有所为"。这一理念对于保障老年人的健康与社会参与的权利、老年人口的二次社会化，以及老龄社会经济与社会的发展具有更重要的价值与意义。"健康老龄化"与"积极老龄化"应成为构建系统的基本目标。

（二）基于协同治理的理论基础

协同治理已成为当前各国解决复杂公共问题的一种具有创新性的管理模式，广泛应用于国家事务的管理、社会管理和政府的公共服务中。因为老年人体育服务具有准公共产品的性质，亦属于公共服务的范畴，所以运用协同治理理论来解决老年人体育服务的社会支持问题在公共服务领域具有可以参考的案例。同时，在现实生活中，社会支持主体未能很好地发挥为我国老年人体育服务提供支持的作用。[①] 因此，在实践上也需要进行协同才能充分发挥合力，从而更好地满足老年人的体育服务需求。

---

① 刘昕馨，朱宁，生一炜，等. 全民健身背景下击剑运动产业链的发展现状及其对运动员产生的影响 [J]. 文体用品与科技，2024（4）：4-6.

（三）基于政府"掌舵"、社会"划桨"的角色定位

在构建老年人体育服务社会支持体系的过程中，先要辨析政府在老年人体育服务中的职责。从近现代体育的发展进程来看，政府介入体育事务只是在某个发展阶段上的需要。随着市场经济的发展，政府逐渐退出对老年人体育服务的直接管理将是一个必然趋势。但是，政府是首要的责任人并不意味着其他社会主体无须承担责任。社会组织、社区、家庭、市场均应该在这一过程中发挥作用，形成政府"掌舵"、社会"划桨"的老年人体育服务社会支持体系。

（四）基于老年人体育服务的需求导向

构建老年人体育服务社会支持体系的目的是实现和维护老年人群体体育权益。因此，构建系统要以老年人体育服务需求为导向。同时，鉴于老年人体育服务个性化、多元化、多层次等需求特征，老年人体育服务应该包括但不限于体质监测、体育活动、体育设施、体育组织、体育指导、体育信息等服务。需要注意的是，保障老年人的基本体育权利是建立老年人体育服务社会支持系统的出发点，应该在满足老年人最基本的体育需求基础上再追求多元化的服务，如老年人体育设施、体育活动等服务是首要解决的问题。

（五）基于以社区为依托的发展思路

社区是我国行政区划最基层的行政单位，是老年人群体的物理生活空间。社区是老年人生活所在地，也是老年人日常体育活动的重要场所。老年人的主要体育活动均在社区范围内进行。因此，老年人的体育服务只有植根于社区，才能生根发芽，落地开花。本书构建的老年人体育服务的社会支持系统建立在以社区为依托的基础之上的。社区的依托作用主要体现在以下几个方面：第一，依托社区的物理自然条件与设施。主要指社区的公园、广场、山地、河流等，还包括社区范围内的单位、企业、住宅小区的体育场地与设施，这是老年人锻炼的基本场地设施条件。第二，依托社区行政组织。有些老年人举办集体体育活动（如大型与小型的体育赛事、体育娱乐活动等）需要社区组织的帮助，若没有组织的依托，活动场地的提供、经费的筹集等就会存在一定的问题。第三，依托社区群体网络。

社区群体是老年人生活的基本社会网络，是老年人的生活与娱乐圈，社区体育活动的开展离不开这个基本的社群网络。

二、老年人体育服务社会支持系统框架构建

基于以上构建系统的基本理念，结合我国老年人的体育需求，并根据当前我国体育与社会发展的基本情况以及国家最新政策的指导，本书构建了由宏观结构、微观结构、运行机制三部分构成的我国老年人体育服务社会支持系统。宏观结构上，这一协同支持系统的内容包括协同理念、协同规范、协同方式与协同主体，运行机制主要有三种机制，即行政机制、市场机制与社群机制；微观结构上，构建了"政府—体育社团—社区—其他组织—个人社会支持网"的多元主体老年人体育服务社会支持系统。

三、协同系统的宏观社会支持结构

（一）协同理念

协同理念，对于系统微观结构中的多元主体将会产生协同行动上的指导作用。协同理念的传播可以大大提高多元主体协同支持的效率。从老年人体育服务的社会支持上来说，协同理念主要包括以下几个方面：第一，老龄化社会的稳定与发展需要每个人的努力，树立协同为老龄化社会服务的理念；第二，树立让全社会老年人"老有所安"的理念，协同以体育服务来促进老年人"健康老龄化"；第三，树立让全社会老年人"老有所为"的理念，协同以老年体育来促进老年人"积极老龄化"。

（二）协同规范

多主体的协同，需要有协同制度与规范的约束才能保证参与主体的各方遵循规范，各司其职且互相配合，才能提高协同效率，达成系统目标。建立协同规范在系统中的主要作用包括：保障老年人体育参与的基本权利，保障多元主体参与老年人体育服务的合法性与权威性，明确各参与主体为老年人体育提供服务支持

的责任与义务，明确多元主体在老年人体育服务上的责任边界。

（三）协同方式

从协同方式上看，依据主体间协同参与的程度大体可以分为协商、协调、协作、协同四种方式。协商，是指为了解决多元主体所面临的共同问题，各主体就解决问题的办法来进行平等对话、沟通与商量，希望最终达成一致意见。协调，是指在多元主体之间存在矛盾时，尽力消除分歧，达成共识，一致行动。协作，是指多元主体根据事前达成的协议，相互配合，一起行动。协同，是指多元主体为了实现共同的目标而与其他行为主体积极配合，共同完成任务的方式。在解决具体事务方面，可以采取协商的方式；在大型社区体育活动的组织上，在体医结合共建健康社区等较为复杂的公共体育问题上，可以采取多元主体协同支持的方式；在老年人体育赛事或者活动的企业赞助、高等院校体育志愿者参与社区体育活动方面，可以采取协作方式。[①] 因此，协同方式的选择需要根据不同体育事务的情境，选择四种协同方式中的一种或者几种来实现共同为老年人体育服务提供社会支持的目标。

（四）协同主体

治理主体多元化是协同治理的核心内容，也是系统的核心要素。参与协同治理的主体可以是政府组织，也可以是社会组织、民间组织、企业、家庭、志愿者组织等。本书结合各种政府与非政府组织在我国老年人体育支持中的实际作用，确定了政府、体育社团、社区、其他组织以及个人社会支持网五种支持主体。多元主体参与协同治理的主要动力在于：各种主体在治理系统中都有自己的资源优势，但是仅凭一己之力又难以完全承担为老年人体育提供服务支持的责任，只有充分发挥各种主体的自身优势，协同作战才能更好地满足老年人的体育需求。以下在系统的微观结构中，将基于资源优势的视角来具体分析选择这些主体的主要理由，并对各种主体进行角色定位与具体责任分析。

[①] 郭占恒. 从"建设体育强省"看"建设体育强国"[J]. 浙江经济，2024（2）：6-10.

四、协同系统的微观社会支持结构

（一）多元社会支持主体的确定

1. 政府

老年人体育服务准公共产品的性质决定了其主要的支持主体是政府，因为为社会提供公共服务是政府的基本职能。因此，本书把政府确定为整个老年人体育服务社会支持系统的主导者，起着统筹全局、整合资源的作用。根据实地考察调研的结果可知，在我国体育行政机构中，目前承担老年人体育服务的政府主要机构是体育局。国家体育总局及下属体育局的群体部门多年在老年人体育服务方面承担了提供政府支持的责任，也积累了许多老年人体育服务的经验。因此，本书构建的系统中，体育总局及其下属部门代表政府成了多元主体之一。

2. 体育社团

我国体育管理体制改革尚处在探索阶段，在老年人体育服务社会支持系统中，政府承担了老年人体育服务的供给职责。在体育管理行政改革的背景下，今后的方向应是政府将老年人体育服务的职能逐步转交给社会。从我国目前的实际情况来看，能够承接老年人体育服务职能的主要组织是体育社团。老年人性质的非正式体育社团是我国老年人体育发展的基本组织形式，也是我国老年人体育服务的基本组织形式。进入 21 世纪以后，我国的体育社团获得了长足的发展。2010 年以来，国家加快了对社团管理制度改革的步伐，并提出了建立"政社分开、权责明确、依法自治的现代社会组织体制"的改革目标，明确提出了"脱钩管理""直接登记""一业多会""规范内部治理""坚持培育发展""强化法律责任"等主要改革措施，尤其是《社会团体登记管理条例》的修订，极大地促进了体育社团的发展。截至 2019 年底，我国共有体育社团 5 万多个。这些体育社团是当前我国社会体育的重要载体，也是老年人身边的体育组织，具备形式多元化和项目多样性的特征，能有效满足当前我国老年人多元化与个性化的体育需求，是提供老年人体育服务社会支持的重要力量。①

---

① 黄琪，庞佳乐．全民健身发展背景下桥牌运动推广路径分析 [J]．冰雪体育创新研究，2024，
 5（4）：179-181.

3. 社区

社区在我国具有行政组织与社会组织的双重属性。一方面，社区是由城市政府管理的基层单位，承接着许多政府的行政管理职能，具有政府组织的特性；另一方面，社区居委会既有法律上的自主管理权，又有社会组织特性。因此，社区所能提供的体育服务就具有"双重性"，既有承接政府职能的正式支持的性质，又有对接社区网络组织（如邻里、亲情、友情等个人社会支持网）的非正式支持的性质。随着社会经济的发展，社区的体育基础设施不断完善，社区也成了老年人开展体育活动的主要阵地。社区在开展老年人体育服务支持方面具有以下五个方面的资源优势：一是社区能够提供老年人活动所需的体育设施；二是社区里的体育指导员能为老年人提供一定的体育指导服务；三是社区可以举办一些体育活动供老年人参加；四是社区离家近，便于老年人进行锻炼；五是锻炼伙伴可能是周围邻居或亲朋好友，有利于情感的维系和精神世界的充盈。因此，构建以社区为依托的老年人体育活动组织网络将是当前老年人体育服务社会支持系统建设的重要突破口。

4. 其他组织

在老年人体育服务社会支持系统中，学校、医疗机构、企业、媒体、志愿者等社会支持主体提供了各种资源，也扮演了相当重要的角色，共同构成了其他社会支持系统。在其他社会支持系统中，学校具有体育场地设施的优势，大学的体育学院还具备老年人体育服务需要的专业人力资源；医疗机构不仅可以给老年人在体育活动之余提供保健服务，还可以与学校或社会体育组织合作以共同培养康体复合型的社会体育指导员，为老年人体育活动提供科学指导；企业在老年人体育服务社会支持体系中可以弥补其他主体支持可能存在的低效问题，有利于满足老年人个性化、多元化、多层次的服务要求。此外，在信息时代，老年人媒体的宣传、传播功能对于营造良好的老年人体育氛围、宣传老年人体育、促进老年人体育活动与赛事的开展起到了社会舆论支持的促进作用。可见，这些正式组织在老年人体育服务系统中发挥了一定的作用，理应成为参与的主体。

5. 个人社会支持网

个人社会支持网是指个人借以获得各种资源支持（如金钱、情感、友谊等）

所构成的社会网络。有研究认为，亲属在财务支持和精神支持方面有重要作用，同事和朋友的精神支持大于财务支持。从老年人体育服务来看，个人社会支持网是指老年人能够获得用于体育锻炼的物质与情感的社会关系网络。这一网络所提供社会支持的内容包括老年人参与体育活动的金钱、体育用品等物质支持，活动陪伴等情感支持；从提供主体人员上看，提供这些支持的更多是家庭成员、亲属、同事、邻里和朋友；从功能上来看，这一主体主要是提供老年人体育所需要的物质、资金及精神支持。鉴于以上分析，个人社会支持网也是老年人体育服务的重要参与主体之一。

（二）多元主体的角色定位

1. 政府的主导地位

主体定位指对于多元参与主体在治理系统中地位的确定。关于体育服务的主体定位，学界有两种不同的定位倾向：强调网络化治理的主体定位和强调政府主导的主体定位。网络化治理的主体定位强调多元主体在参与公共事务管理的过程中各主体的平等地位，强调在治理过程中以平等协商的方式来解决问题。这种主体定位更加关注政府与市场之外的其他社会力量在社会管理中的平等地位与作用。政府主导的主体定位认为，在公共事务管理过程中仍然要强调政府的主导作用，从全球公共事务的管理实践来看，政府力量依然是有效治理的关键因素。协同治理是对"全能政府"管理模式的完善，对于重大社会事务的管理，多元主体的参与只能是政府力量的合理补充。[①]从中国社会的发展以及实地调研所了解的现实情况来看，笔者认为协同治理中强调政府的主导地位更加符合中国现状。因此，在本书构建的老年人体育服务系统中，政府被定位为系统的主导地位，其他参与主体在政府的主导下协同参与老年人体育服务的社会支持。

2. 体育社团的主体地位

体育社团的角色定位为满足老年人体育需求的社会支持主体地位。社团实体化的目的在于给社会组织"增权"，在于培育体育社团的力量，让体育社团来承

---

① 王群朋，沙正荣，胡婧文，等.船舶推行"街舞"健身运动的可行性研究[J].珠江水运，2024（3）：112-114.

接体育行政部门的体育服务职能。可以预见，体育社团将会是未来体育活动的基本组织载体。因此，本书把体育社团的角色定位为老年人体育服务的支持主体，并把这一主体的功能定位为满足老年人群体的体育社会需求，为老年人提供多样化的体育赛事和个性化的体育活动。

3. 其他组织与个人社会支持网的辅助与补充地位

从其他社会组织功效上看，这些社会支持力量在我国老年人体育服务支持中发挥了一定的辅助作用；从功能上来看，这些组织主要是提供了老年人体育服务所需要的专业技术支持。因此，本书将其他组织的角色定位为辅助性的专业技术支持组织。个人社会支持网和其他支持主体相比，个人社会支持网更多的是来自亲情与友情这一小规模的社会交往网络，在政府与其他主体投入不足的情况下，来自这一主体的亲密关系的支持具有重要的作用，即使是在政府不断增加财政投入的前提下，其对个体的社会心理支持也是其他社会支持系统难以替代的。因此，本书把个人社会支持网的角色定位为亲密关系支持网络。其他社会领域对于老年群体社会支持的研究认为，个体的社会支持网络只有融入其他支持系统中才能更好地发挥其特有效应对人口老龄化的作用[①]。同理，老年人体育服务的个人社会支持也要与其他支持途径结合起来，才能实现"健康老龄化"与"积极老龄化"的目标。

4. 政府与其他主体的协作关系

治理主体之间关系的核心是政府与社会组织之间的关系，也是学界分析多元主体关系的焦点。本系统中所构建的政府与其他参与主体之间的协作关系包括拾遗补阙型、合作伙伴型、协同增效型三种形式。拾遗补阙型是指在老年人体育服务中政府未涉及到的地方，社会组织正好有充足的资源，在法律和政策许可的情况下为老年人提供所需要的服务。合作伙伴型是指社会组织与政府合作提供老年人所需要的体育服务，社会组织以买方的身份承接政府的公共服务职能。协同增效型是指社会组织发挥其基层与基础性的管理作用，帮助政府一起管理社会网络，如社区提供的老年人体育服务。

---

① 杨送红，熊米娜，杨胜，等.健康老龄化背景下不同运动干预改善老年人体适能的实证研究 [J].福建体育科技，2024，43（1）：34-40，54.

（三）多元主体的责任界定

治理主体责任的界定是发达国家协同治理实践的基本前提与基本事实。只有科学界定构建的四类主体的职责与义务，才能保证各个主体在完成系统目标时，首先明确自己的基本职责，各司其职，其次在系统整体框架之下，配合其他主体协同作战。因此，主体责任的界定是协同治理的重要内容。

1. 政府责任

一是制定老年人体育政策与制度，从宏观上支持老年人体育的发展。如在体育法、国家体育发展规划、全民健身计划、健康中国战略里明确规定，老年人应该享有的体育权利以及政府应当承担的责任，从法律、制度和政策上为老年人体育的发展以及权利的保障保驾护航。二是提供体育发展资金，用于体育公共服务。资金可以直接通过行政划拨，也可以通过发行体育彩票的形式筹集。三是利用经济杠杆调节分配，鼓励社会及企业参与老年人体育服务。如利用体育彩票基金发展体育事业，为老年人体育提供公共场地设施；对于承接政府体育产品生产与服务的企业给予一定的经济补贴或税收减免。四是利用行政手段监督下属部门落实好国家的各项体育政策与制度。

2. 体育社团的责任

在本书构建的老年人体育服务社会支持中，体育社团是系统的支持主体。体育社团的主体责任表现在以下几个方面：一是提供体育锻炼技术服务。如前所述，体育社团是老年人参与体育活动的重要载体，老年人加入社团的初衷在于学习和更好地掌握某项体育技能。因此，体育社团的主要责任在于提供老年人锻炼所需的技术服务。二是组织管理老年人体育活动。老年人加入社团的另外一个目的在于借助特定的组织参加一些与学习技术相关的活动，找到技术展示的舞台。[①] 鉴于此，体育社团的另一个责任在于组织并管理好老年人体育活动，为社团成员提供学习与展示的平台。三是满足社团成员的心理归属感。老年人体育社团不仅是老年人退休以后参加的社会组织，还要成为老年人"心有所依，情有所托"的情感组织，以满足老年人融入群体的心理归属感。四是承担体育社会责任。体育社团的

---

① 李增曦，陈雪莹. 全民健身视域下民族武术套路运动的发展策略分析 [J]. 当代体育科技，2024，14（4）：102-104.

发展不仅要满足成员的个人学习与情感需求，还要满足老年人再度社会化的需求，适当承担一些社会责任，如作为参赛者参加社区公益性的体育赛事，丰富社区居民的生活；作为老年志愿者，服务社区组织的体育赛事或者体育活动，发挥余热；作为社会指导员，指导本社区或者其他社区的初学者学习某个项目的技术等。

3. 社区责任

随着经济和社会的发展，社区的功能越来越完善，社区是有效连接家庭与社会、家庭与政府的关键纽带。社区作为老年人日常体育活动的主要场所，在本书所构建的系统中起着"依托"的基础性作用。因此，大力发展社区老年人体育活动，组织和引导老年人积极参与体育锻炼是社区的基本职责。首先，社区要为老年人提供必备的体育健身设施。社区在提供普适性的健身器材或体育活动场地的同时，尽量增设专门针对老年人的体育健身场地和设施。其次，开展普及程度较高的老年人体育活动，如广场舞、太极拳等，并利用节假日老年人体育活动或竞赛的举办来带动老年人日常体育活动的开展。最后，要构建一种社区体育文化，激发潜在的老年人体育参与者转变为现实的体育参与者，培养良好的老年人体育文化娱乐氛围，使老年人生活内容更加丰富，做到身心健康。

4. 个人社会支持网责任

个人社会支持网包括家庭、同事、朋友和邻里的支持，在老年人体育服务方面，朋友、同事和邻里主要是提供参与体育活动的信息、陪伴以及精神支持。家庭在这一网络中扮演着重要角色。由于中国人对家庭具有强烈的归属感，只要家庭中存在具有体育意识的成员，家庭中所有年龄段的成员就都可以通过家庭体育的形式进入运动场。家庭体育对于家庭成员养成健康生活方式、预防疾病、减少家庭医药开支、促进家庭成员身心健康、密切家庭成员的关系具有重要作用。鉴于家庭的重要性和其所承载的教育功能、娱乐功能、消费功能和情感交流功能等与体育的关联，家庭在老年人体育服务社会支持中将会肩负起一定的责任与义务。家庭承担的主要责任包括以下内容[①]：一是为参加体育活动的老年人提供装备方面的财务支持。家庭成员是否给参与体育活动锻炼的老年人购买适宜的体育健身器

---

① 杨昊. 中小学体育教学中学生终身体育意识的培养探讨 [J]. 成才之路，2024（4）：69-72.

材、服装等，是否给予老年人参与各项体育活动所需的经费支持会影响老年人的体育活动参与程度。二是承担陪伴的任务。家庭成员之间的支持与陪伴对于老年人参加体育活动具有重要作用，尤其是老年夫妻双方的陪伴和精神支持。三是提供参加体育活动的时间。子女或者另一半是否分担看管孩子的责任和部分家务，也会影响老年人的体育活动参与程度。四是营造家庭体育氛围。好的家庭体育氛围，能培养老年人良好的体育意识，使老年人能关注自身健康，主动进行体育锻炼。

5. 其他组织的责任

本书中所说的其他组织是政府、体育社团和社区支持之外的老年人体育服务的补充，在系统中主要发挥专业性技术支持的作用。这些组织不是系统的主要支持力量，只有融入政府、体育社团和社区支持才能发挥最大效益。

（1）社会体育指导员

社会体育指导员在我国政府、体育社团、社区体育中发挥着提供专业技术支持的作用。目前，我国形成了公益社会体育指导员和职业社会体育指导员两支队伍与两类制度并行的状态。在老年人体育服务社会支持体系中，不管哪种社会体育指导员都需要肩负起责任与义务。首先，要具备健身理论指导与咨询的能力（具备这种能力，也是对被指导者负责）。不管是公益性社会体育指导员还是职业社会体育指导员，都应该具备体育健身方面的专业知识，并能运用所掌握的知识，根据老年人的健身需求，为其提供多元化的健身服务指导。其次，要具备组织与控制能力。这一点是指在指导老年人进行体育锻炼时所具备的专业技术能力与应对突发事件的能力。最后，要具备健身效果评价与研究能力。要能对老年人健身效果进行评价，掌握体育科学研究的基本方法，深化自身理论与实践水平，从而更好地为老年人体育服务。

（2）企业责任

根据老年人体育服务属性的界定以及准公共产品理论，老年人体育服务也需要市场的参与。具体来说，企业承担的老年人体育服务的责任包括以下几点：一是承接政府的生产职能，为老年人体育服务提供装备、公共体育场馆、场地、设施。二是承接政府的体育服务职能，为老年人体育赛事提供有偿服务，满足老年人的体育需求。企业可以通过政府购买公共服务的形式来承担赛事服务职责。尽管企业在参与提供老年人体育产品与服务的过程中获得了一定的经济收入，但在客观上起到了支持老年人体育的作用。三是承担体育社会责任，为老年人体育提供力所能及的公益服务。企业的成长和发展离不开国家与社会的支持，因此，企业在从社会中挣得丰厚的经济收入的同时，应当承担一定的社会责任来回馈社会。[①] 从体育服务层面来说，企业的社会责任可以通过以下方式来实现：为老年人体育社团或者体育赛事提供体育赞助，修建社区小型体育广场，免费为社区提供老年人体育设施、锻炼指导等。

（3）体育志愿者责任

自从现代奥运会创始人顾拜旦基于志愿精神创立了奥林匹克运动以来，志愿者服务已发展成为大型体育赛事管理与服务体系的重要内容，在大型赛事中发挥了重要作用。随着我国体育事业的发展，我国举办的国际性大型赛事越来越多，在这些赛事中也招募了大量的志愿者。志愿者为大赛提供翻译、宣传、接待、咨询、秩序维持、联络、竞赛训练、安全保卫等服务，这些服务为赛事提供了强有力的支持。在老年人体育服务方面，志愿者的作用主要是通过为老年人体育赛事提供服务来体现，如负责竞赛的组织管理与裁判工作。志愿者的职责主要是提供高质量的技术性服务来支持老年人体育。除了老年人赛事，志愿者还可以通过参与体育公益活动的形式来助力老年人体育活动的开展。

（4）医疗机构责任

慢性病已经成为全球性的公共卫生问题。老年人是慢性病患者中的主要人群，庞大的老年慢性病患者人群给我国医疗卫生体系带来了巨大压力，昂贵的慢性病治疗费用也给患者带来了沉重的医疗负担。《"健康中国2030"规划纲要》提出，要加强体医融合和非医疗干预，推动形成体医结合的疾病管理与健康服务模式。因此，为了解决慢性病给老年人带来的危害身心的问题，医院的首要职责是要为

---

① 姜淇也. 智能体育在促进全民健身方面的应用及影响研究 [J]. 文体用品与科技，2024（3）：187-189.

医体结合的大健康服务体系提供技术与服务。此外，还要为老年人体育锻炼进行科学指导，并开具运动处方，尤其对治疗慢性病要做到长期跟踪与合理指导。最后，配合社区开展医体结合健康服务的宣传与咨询活动，让老年人认识到将体育锻炼和医疗保健相结合以治疗慢性病的作用。

（5）学校责任

学校是本书所构建的社会支持系统中的一个辅助力量。学校对于老年人体育的主要职责在于为所在社区的老年人提供体育活动的场地。虽然学校体育场地的主要任务是服务于学生的体育教学与体育活动，但鉴于其场地的公共特性，亦有服务社会的职责。因此，在不影响学校正常体育教学的时段（如清晨、傍晚、寒暑假），学习体育场地也可以考虑对社区老年人开放，以方便老年人就近参加体育活动。社区高等学校也拥有着为数可观的体育场地，在为社区提供锻炼场地的同时，还应充分利用高校的体育人力、物力与智力资源来为老年人体育提供支持。在物力支持方面，体育学院的体质监测设备可以为社区老年人定期进行体质监测和锻炼效益监测；在人力资源方面，高校的学生（尤其是体育学院学生）可以承担社区体育志愿者与体育社会指导员的职责；在智力支持方面，体育学院教师可为社区老年人定期举办科学健身知识讲座，普及科学健身的基本常识与技术；还可以根据体质监测的结果为老年人提供运动处方，指导老年人科学健身。

（6）媒体责任

媒体文化对人的心理特征、行为结构、态度倾向等方面都产生了明显影响，使得当代人的生活形式、内容乃至思维方式都随之发生了巨大变化。在老年人体育服务方面，媒体主要承担以下责任：一是为老年人传递体育知识与信息。媒体最强大的功能在于知识与信息的传播，老年人可以通过媒体的宣传了解体育项目、体育赛事、体育活动等体育知识与信息。同时，媒体可以通过体育节目，向老年人普及一些体育锻炼的技术。二是为老年人提供体育娱乐途径。[①]体育既有健身功能，又兼具娱乐作用。体育赛事节目的传播，不仅可以让老年人了解体育知识，

---

① 王蓓贝，张居忠，曹姗姗.市体育局：倾力打造冬季群众体育赛事盛宴[N].济南日报，2024-02-01（008）.

而且还可以让他们在观看赛事的同时起到放松身心的作用。三是营造出一种老年人体育参与氛围。媒体通过对竞技体育与全民健身的广泛宣传，可以在整个社会营造老年人参加体育锻炼的良好氛围。四是促进老年人体育参与意识增强，帮助老年人建立正确的体育价值观。媒体对体育锻炼、科学健身知识的普及有助于增强老年人的体育锻炼意识；对老年人体育进行正面的、积极的报道与宣传有助于帮助老年人建立正确的体育价值观。

五、多元主体支持系统的运行机制

萨缪·鲍尔斯认为，物品或服务的提供机制有三种，即社群机制、行政机制和市场机制。在本书所构建的我国老年人体育服务的社会支持系统中，同样存在着以上三种不同的支持机制。本书老年人体育服务社会支持系统的运行机制是基于"优化行政机制、拓展市场机制、引入社群机制"的思路来进行探讨的。

（一）优化行政机制

鉴于老年人体育服务的准公共产品的性质，政府成了老年人体育服务的承担者，行政机制也成了我国老年人体育服务的主要运行方式。在我国转变政府职能、建设高效服务型政府的背景下，优化政府在提供公共服务方面的行政机制将会成为未来的趋势。行政机制的主要作用表现在以下三个方面：第一，提供老年人体育活动基本的锻炼场地与设施，或者提供建造体育场地设施的资金，并以政府购买公共服务的方式来组织企业参与生产与服务；第二，出台体育政策与制度保障老年人体育的发展，并对政策的实施进行监督与评估；第三，组织大型体育，赛事及活动，为老年人体育提供赛事平台。

（二）拓展市场机制

首先，老年人参加体育活动需要一些必需的体育用品，因此，体育用品市场能在市场机制的引导下为老年人提供合适的体育产品[①]。其次，在政府管理逐渐淡化对社会的直接管理的趋势下，市场还可以通过承接政府购买公共服务的方式介

---

① 陈日益.对症运动，既健身又防病 [J]. 健康生活，2024（2）：39-40.

入到老年人体育服务过程中来。这是市场机制间接在提供公共服务方面发挥了作用。具体到老年人体育服务来看，市场机制间接作用的事务主要包括通过承接政府购买的公共服务，来参与公共体育场馆及场地的建设，参与大型公共体育场馆的经营与管理，提供社区体育基础设施，以及为老年人体育赛事提供有偿技术体育服务和体育商业赞助等。

（三）引入社群机制

对于公共服务的治理，除了政府干预之外，还可以引入社群治理（如协会治理）等多种办法。社群是基于社区发展而来的，与社区相比，社群更加强调群体和个体之间的交互关系，强调情感互动与交流。社群内部有自发形成的一致遵循的行为规范，社群成员互动频繁，通过持续的互动形成了具有一定向心力和凝聚力的群体。这种向心力和凝聚力有助于个人依靠"群生活"找到自身的精神家园和价值皈依。因此，社群的互动特性以及凝聚力有助于在老年人体育服务的社会支持中发挥重要作用。在本书构建的系统中，体育社团即是社群机制运作的典型组织，这也是本书把老年人体育社团的角色定位为系统主体地位的原因之一。社群机制主要应用于以下两个方面：一是老年人体育社团事务的运作。老年人体育社团是老年人个体出于对某项体育活动的兴趣而自愿结成的一个相互交流、学习的社群，社群运作机制即是社团成员共同决定社团活动的相关事宜。二是社区群众性文体活动的组织与管理。社群机制的运作表现为：社区在组织事关老年人体育的活动事宜时，需要征求社区老年人的意见，并为老年人体育活动提供可操作性的服务。这种情况下的管理与组织活动不适合采用行政机制的命令与要求来解决问题，而是需要引入社群机制，发挥社群机制民主决策与群策群力的作用。

（四）运行机制的选择

治理是一个动态的过程，治理目标的实现不仅需要多元化的主体，还取决于协同治理的运行机制。在本书所构建的系统中，体育社团、社区、志愿者、个人社会支持网是按照社群机制运行的组织，政府、学校、社区、医院等是按照行政机制来运行的组织，企业是按照市场来运行的组织。多元主体协同为老年人提供体育服务支持的关键在于针对不同事项、领域的服务或管理的不同特性，设计出这三种治理机制的最优组合。事实上，我国在诸多国家与社会事务的管理上同时采用了这三种机制。如在我国的《体育产业发展的"十三五"规划》《"健康中国2030"规划纲要》等体育发展的大政方针中同时配置了社群机制、行政机制和市场机制。又如，在大型老年人体育赛事中，组织管理需要以行政机制来运行；赛事服务以志愿者为主，则需以社群机制来运行；赛事相关设备与器材的采购、赛事商业赞助，则需按照市场机制来运作。

第二节　老年人体育服务社会 支持系统实现策略

一、加大正式社会支持力度

政府作为各项政策的制定者和执行者，在社会事务的推进上起着无法替代的作用。协同理论认为政府具有动员资源、组织保障的优势。因此，科学、合理的系统是要发挥政府在社会事务方面的基本保障作用。本书提出在老年人体育服务社会支持系统中政府的角色定位是"主导"地位，但"主导"并非传统意义上的"包揽"，而是发挥明确职责、做好引导、协调其他主体参与老年人体育服务支持的作用。

（一）强化制度协同供给，提高政策质量和可操作性

从政府层面来看，用政策和制度来把握和调控资源配置是老年人体育服务社会支持的最主要形式。现代化、科学化的公共政策系统是由信息、咨询、决断、执行、监控等子系统所构成的大系统，只有这些子系统密切配合、协同一致，才能促使政策大系统得以顺利运行。首先，针对实践中老年人体育服务的重难点问题，要把加快发展老年人体育服务纳入国家体育发展规划，发挥政府的主导作用，

切实为老年人体育活动提供良好的社会服务。[①] 其次，政策的制定要以全生命周期的视角来进行老年人体育政策创新，推进老龄化社会和谐发展，满足不断增加的老年人口的体育需求是老龄化社会下老年人体育政策的重要内容。最后，各级地方政府要从本区域经济社会发展状况和老年人群实际需求出发，结合贯彻落实规划，设计好老年人体育服务系统建设路线图、时间表、任务书，有计划、分步骤地推进工作，制定完善相关配套政策，从而形成一个衔接配套、上下贯通的规划系统。

（二）加强引导与协调，实行多主体跨领域协同支持

在老年人体育服务社会支持系统构建中，政府的主导作用还体现在政府有责任协调多元支持主体的利益，引导各主体有序运行。政府在老年人体育服务中的协调工作主要包括三个方面：一是在政策制定阶段引导多元主体参与政策的制定。在制定之前政府应大力拓宽社会意见表达渠道，让社会各界通过各种途径向政策决策中心表达自己的利益诉求，建立以政府为主导，老年人体育社团、基层社区、家庭、其他社会支持主体共同参与的老年人体育政策制定的多元协商机制。二是在政策执行阶段做好多元实施主体协同落实政策的协调工作，形成政策执行与落实的合力。为了解决国家层面的政策协同问题，我国已经建立了国务院全民健身工作部际联席会议机制，中国老年人体育协会应该纳入其中，各地各级老年体协也应该纳入各地全民健身联席会议机制中，并在联席会议的指导下协调一致，共同制定和推进老年人体育政策。三是宏观上要推动体医结合，推动全民健身与全民健康的深度融合。[②]

（三）加强监管与评估，保障老年人体育政策的落实

保障老年人体育服务社会支持系统中老年人体育权益与老年人体育目标的达成，需要在一系列体育法律与法规的框架下，完善中央、省、市、县、街道纵向的法律法规和各级政府横向主体间老年人体育服务的供给标准、主体权责、承接主体选择标准、质量评价体系等规定社会支持主体的行为、标准、制度，从而形

---

① 彭松英，崔世周，蔡森帆.桂林市高校健身健美运动的开展现状 [J]. 新体育，2024（2）：110-112.

② 肖阳熠. 全民健身 运动三秦 [N]. 陕西日报，2024-01-27（12）.

成监督、问责机制。以政府购买老年人体育服务的监管和评估为例。首先，以老年人体育需求为导向，建立政府购买老年人体育服务指导性目录。针对不同服务的需求特点，进行充分调研，广泛征求相关供应商、专家及广大老年群体的意见，探索政府购买老年人公共体育服务的范围。积极引入第三方评估机构，建立健全、科学、合理的老年人公共体育服务评估机制。其次，从社会支持的过程来讲，在支持前，政府可以引入第三方机构，对老年人公共体育服务是否需要提供、提供什么以及如何提供等问题进行评估，特别是对政府购买之前如何区别老年人公共体育服务需求与老年人体育服务需求进行评估；在支持过程中，基于服务内容，政府可以通过引入第三方评估机构来对服务方案的可行性等问题展开专业化评估；在结束后，以老年人群体的满意度为宗旨，政府可以引入第三方评估机构对承接主体承接服务的不同阶段进行评估，并提出改进意见。这种监管和评估方式既可以有效地提升政府效能，平衡各方利益主体的诉求，又可以满足老年人群体的利益需求。同时，为了更好地实现老年人体育政策预设的价值目标，政府还需要不断完善评估指标体系、细化评估内容，以保障老年人体育政策的落实。

二、培育社会组织参与能力，提升社会力量协同支持水平

本书所构建系统中的体育社会组织主要包括体育社团、社会体育指导员队伍、志愿者组织等。在老年人体育服务社会支持系统中，社会体育组织既是联结政府与老年人群体的纽带，又是老年人体育服务生产的核心主体，还是老年体育服务工作社会化的具体执行者。提升社会体育组织的参与能力，是完善社会力量支持老年人体育服务的关键环节。

（一）大力发展体育社团，提升其协同政府进行专业服务的能力

老年人体育社团，是开展老年体育工作和指导老年人科学健身活动的重要依托和基本载体，是政府联系老年群体的桥梁和纽带，也是老年体育社会化最重要和最关键的环节。按照国家社会组织改革与发展的总体要求，要加快推动体育社团的改革，提高体育社团承接全民健身服务的专业能力，尤其要积极发挥全国

性体育社团的龙头示范作用。因此，在体育社团的建设上，要实行体育社团实体化措施，从中央到地方都要建立各级体育总会，其运作要相对独立，最终目的是形成自我管理、自我服务的组织。各级老年人体育协会、农民体育协会、职工体育协会等不同人群协会及各单项体育协会要创新思路，切实发挥职能作用，提升专业服务能力。培育和发展老年人身边的体育健身组织，让广大老年人在参加体育锻炼时获得归属感。在省、市、县、乡、村建立体育总会，做实老年体育协会（简称体协），发展老年单项体育协会，老年体协要成为各级体育总会的主要组织。老年体协自身要选好主席，建好秘书处，设立和发展下属的单项运动协会，并延伸到基层。[①] 对于老年人体育社团的发展，具体要做好以下四个方面的工作：一是发挥好科学决策智囊作用，要围绕老年人关心的重点、热点问题开展调查研究，为政府部门科学决策提供重要参考；二是发挥好综合协调作用。要通过科学有效的工作机制，利用各方面资源，凝聚各方力量，推动形成党委领导、政府主导、社会参与、全民行动相结合的老年人体育工作新格局；三是发挥好老年人体育信息调查发布作用，加强对老年人体育活动数据的调查收集和发掘应用；四是发挥好宣传引导作用，充分利用全民健身日、重阳节、敬老月、重大纪念活动等重要时间节点，来进行宣传，营造舆论声势，推动全社会重视、关注、支持老年人体育工作。

（二）发挥老年人体协的作用，推动体育赛事与活动的开展

体育赛事和体育活动是老年人体育的具体载体。老年人体育社团作为本书所构建系统中的主体，承接着政府体育事务的管理职能，推动体育赛事与活动的开展是其主要的工作。老年人体育社团开展活动的实践证明，在政府的适当引导下，老年人体育社团完全可以组织大型老年人体育赛事与体育活动，并以此来推动老年人体育项目的发展。以第三届全国老年人体育健身大会（简称"三健会"）为例，老年人体育赛事完全交由中国老年人体育协会来运作，项目设置和总规程的设计充分体现了赛事服务于老年健身群体、促进项目普及与推广、促进老年人广泛参与体育锻炼的目的。如在总规程的设计方面，协会以"重在参与、重在健康、重在快乐、重在交流、重在安全"为宗旨，扩展了参赛组团的范围，同时允许行

---

① 许筱. 乡村振兴视域下推进农村全民健身的策略研究 [J]. 村委主任，2024（2）：27-29.

业体协与国家机关联合组队。在项目设置方面，协会广泛听取了地方老年人体协对本届"三健会"项目设置的意见，调整加入了一些各地开展比较多的项目；对健身操、持杖健走、柔力球等项目放宽了参赛年龄；个别项目增设小项，为参赛老年人增加了更多交流机会；以人为本地调整了参加大会组委会人员资格审查办法，还调整了对违规者的处罚规则。在奖励措施上，继续淡化锦标观念，颁发优秀奖和优胜奖，严格评选道德风尚奖和最佳组织奖，激励老年人展现良好的健身风范和体育精神。[①] 在全国性体育活动的推动方面，老年人体育协会同样可以有所作为。以全国老年人的健步走活动为例，中国老年人体育协会于 2015 年分别在山东、河南、浙江等地举行培训活动，累计培训 1300 余人，对各个项目的骨干人才进行了有针对性的培养，带动了这些项目在国内各地的普及和推广。中国老年人体育协会通过"11·11"全国健步走大联动活动的示范效应，及伴随着各类体育健身活动的开展，在全国形成了健步走大联动的健身局面，掀起了全国各地健步走互动的全民健身热潮，让健步走迅速成了一种时尚。

（三）完善体育志愿者制度，推进志愿服务专业化和常态化

我国的体育志愿者群体包括社会体育指导员和自由体育志愿者两个群体。事实上，我国体育志愿者数量可观，还有很大的发展空间，只要掌握一门体育技术并加以服务培训即可为老年人体育提供指导服务。美国体育志愿者是老年人体育服务社会支持体系中重要的一环，美国的老年体育志愿活动开展得十分活跃和成功，早在 1994 年美国社区体育志愿者就多达 2000 万。在澳大利亚昆士兰科技大学有超过 1500 名本科生志愿者，包括护理、人类运动和体育专业的学生，这些学生经常作为志愿者参与老年人体育赛事，为体育赛事提供帮助。

培育老年人体育服务志愿者的措施如下：一是设立专门的老年人体育指导员队伍，因为老年人体育指导队伍与其他群体不同，往往需要指导员付出更多的时间和精力，服务人员易流失。稳定老年人体育服务队伍，可以在社区设定合理比例的公益性岗位，有效保证服务人员的基本收入，提高其稳定性。二是以社区体

---

① 张文涵.陕西省全民健身运动与体育产业的发展研究 [J]. 文体用品与科技，2024（2）：31-33.

育场馆和设施为基础，建立老年人体育志愿服务站，建设志愿者服务项目，以志愿服务项目来推动老年人体育服务。以家政服务、文体活动、心理疏导、医疗保健等为主要服务内容，以特殊老年人为主要服务对象，有针对性地开展社区老年人体育志愿服务。三是在社区推行志愿者星级认定和嘉奖制度，建立健全社区志愿者招募注册、培训管理、服务记录、服务评价、证明出具与志愿激励等制度，通过制度的完善来鼓励高校体育专业毕业生、退役运动员、返乡农民工参与社区老年人体育服务，充分发挥退休干部、退休教师、年老退伍军人的特长。实行"爱心银行""时间银行"等志愿服务回馈制度，推进社区志愿服务常态化。四是鼓励年轻的老年人参加志愿服务。60～70岁的老年人在身体条件允许的情况下，完全可以投身于老年志愿服务。同时，老年志愿者有时间和精力、有社会经验和责任感，也熟悉社区情况，在社区宣传、治安防范、环境治理、邻里互助等方面有很大优势。《"十三五"国家老龄事业发展和养老体系建设规划》也提出，推行志愿服务记录制度，鼓励老年人参加志愿服务，到2020年全国老年志愿者注册人数达到了老年人口总数的12%。

三、拓展市场参与机制，丰富老年人体育市场供给

（一）完善政府购买公共服务职能，培育市场支持力量

政府购买公共服务是政府由管理向服务转型过程中保障基本公共服务的重要手段，也是提升供给效率的重要方式。在老年人体育服务社会支持系统的构建中要完善政府购买服务机制，推动支持方式多样化。一是调查了解老年人体育服务的精准需求，完善政府购买老年人体育服务指导性目录。针对不同服务的需求特点，进行充分调研，广泛征求相关供应商、专家及社会公众的意见，不断探索和扩大政府购买范围。[①] 二是根据体育服务的项目内容、财政资金、提供此类老年人体育服务的社会力量的活跃程度、老年人体育需求等多方面因素，采取最为合适的购买方式，建立多元化的购买服务机制。对于存在竞争性市场、外包性较高、

---

① 魏伟，章阳，洪梦谣，等.建成环境对户外空间健身活力的影响及其异质性——以武汉市主城区为例 [J].地理科学进展，2024，43（1）：93-109.

可控性较强的老年人公共体育服务领域，如老年人健身器材等服务领域，适合采取独立关系竞争性的公开招标方式；对于服务领域需要复杂技术或者特殊要求且潜在投标人数量较少的项目或者服务，可采用独立关系非竞争性的竞争性磋商等方式；对专业性有较高要求的特殊服务，如老年人体育竞赛服务，采用依赖关系非竞争性的单一来源购买方式较为稳妥。三是设立政府购买老年人体育服务专项资金，并不断扩大资金投入。在财政预算方面，政府要以老年人体育服务定期需求评估为基础，设立专项资金。同时，拓展资金筹集机制，利用多种渠道、手段引导社会资本参与到政府购买老年人体育服务活动中来，让其与财政资金共同成为老年人体育服务资金来源。

（二）引导规范体育市场，满足老年人多种体育需求

政府既是公共资源的核心提供者，又是整合配置市场资源的重要设计者和推动者，更是公共资源和市场资源之间最好的组织者和协调者。从老年人各层次需求的内容构成看，必备要素向一维要素、魅力要素扩展的序列呈现出了从基本体育设施服务的单一需求满足，向体育服务项目功能深化与内容丰富的发展性体育服务延伸的需求倾向。此类体育服务项目需求内容宽泛、个体需求差异大、政府直接供给作用较小，应该充分发挥社会资本、市场的力量。一方面，由专业的人提供专业的服务，可以有效提高老年人体育服务供给质量；另一方面，只有充分利用社会力量的多元属性才能满足老年人的多元需求，提高供给效率。在老年人社会支持体系中既要发挥市场力量的机制灵活、服务便利等特点，又要避免市场为获取利益而不生产具有纯公益性的老年人体育服务产品的现象发生。首先，政府要降低市场资本的准入门槛，为体育市场组织承办老年人体育服务营造良好的外部环境；疏通社会力量参与老年人体育服务的输送渠道，如可以为体育市场组织提供优惠政策或免税政策。同时，企业也应该提高服务质量，创建自身品牌，还应该与高校科研机构合作，生产出更多适合老年人使用的体育服务产品，推进老年人体育服务市场化程度。[①] 其次，要加快体育产业与养老产业的全面合作，形成紧密联系的"养老+

---

① 王聪，唐文杰. 有氧运动联合抗阻力训练对中年男性健身效果影响分析——以加壹合健身俱乐部为例 [J]. 体育科技文献通报，2024，32（1）：160-163，167.

体育"的产业链，全方位满足老年人的多种需求。最后，企业在产品定价方面，既要提供高档的体育健身器材，也要提供平价亲民的体育产品，以提高对老年人的吸引力，从而扩大产业规模。

四、支持老年人体育赛事，丰富老年人身边的体育活动

（一）举办老年人体育赛事，提供展示与竞技平台

对于政府来说，举办老年人体育赛事不仅在全社会营造出了老年人体育锻炼氛围，还满足了老年人的老有所为、老有所乐的体育需求。老年人在某项体育项目的技术水平达到一定的高度的时候，也会有展示自我竞技水平，通过体育竞赛来切磋技艺、追求竞技体育成就感的心理需求。同时，体育竞赛的适度压力也会让老年人投入更多的时间与精力去练习体育项目。因此，在保障安全的前提下，政府应多举办一些老年人体育赛事，这样不仅能给有一定技术水平的老年人提供展示自我、追求卓越的平台，也能充分地让这些老年人享受竞技体育带来的激情与快乐。国家层面上，有全国老年人体育健身大会，将来地方政府也要多举办一些老年人体育健身运动会。此外，各地老年人体育协会还可以在政府购买公共服务的支持下，举办单项老年人体育赛事，如门球赛、广场舞赛、柔力球赛等，通过赛事来调动老年人参加体育健身活动的积极性。各乡镇老年人体协分会，在自娱自乐的基础上，也可以积极组织各种适合老年人竞技的对抗赛、邀请赛、友谊赛和农民运动会，把科学健身同参赛结合起来，丰富老年人的体育生活。鉴于体育赛事的公共产品的特性，举办综合性赛事主要是政府的责任。政府可以通过购买公共服务的形式来组织赛事，如所有具体参赛项目的组织与管理，可以向老年人体育社团购买，整个赛事的组织也可以向经营性的体育产业公司购买。政府负责提供经费、场地、安全与赛事宏观策划。

（二）组织老年人体育活动，丰富老年人的日常生活

体育有"赛的体育"和"玩的体育"，老年人体育更多是"玩的体育"，老年人在体育活动中追求的是快乐和健康。体育活动蕴含着"老有所为，老有所用"

的社会参与思想，可为老年人创造出一种工作之外融入社会的环境，通过体育活动中的角色来补偿离职之前工作岗位上的社会角色，还可与其他老年人进行情感交流，帮助老年人快速适应离职以后的新环境，继续为社会发挥余热、作出贡献。体育活动还能使老年人提升身体素质，获得积极的情绪和自信心等，这些都有助于积极自我老化态度的形成。因此，为了让老年人老有所用、老有所为，要丰富老年人身边的体育健身活动。老年体育活动可以从普及健身项目出发来组织开展，健身活动要适合老年人的特点，组织要科学，运动量要适当，要从老年人自己喜爱的项目入手，加以辅导、推广、普及，逐步增加一些新的运动项目。同时，主办方在组织开展活动时，应多考虑大部分老年人的承受能力，以休闲型、康力型为出发点，从广大老年人的生理、心理特点出发，减轻他们心理上过大的压力，避免老年人因体力不支，或在心理上压力过重而出现问题。此外，老年人体育活动要多样化。目前，老年人体育活动项目主要是广场舞、太极拳、健步走等，要丰富活动方式、内容，多组织一些伴随老年人一辈子的活动，激发老年人的兴趣，比如迷你高尔夫、迷你网球等。[①] 多样化的基本要求是积极组织、因人制宜、百花齐放、各具特色。同时，要基于"文化与体育结合，现代与传统结合，时尚与乡土结合，运动与休闲结合，智力与趣味结合"的原则，精心组织开展各类老年人喜闻乐见的体育科学健身活动。

五、加强体育与健康信息服务，营造协同支持舆论氛围

（一）加强媒体宣传力度，完善老年人体育信息传播机制

全球流动最快的信息不是电影和时尚信息，而是健康类信息。各种媒体要加强老年人的体育宣传工作，让老年人了解健身知识、国家政策和自身权利，提升老年人的健康素养，多渠道完善老年人体育服务信息传播交流机制。一是加大对老年人从事体育活动的宣传，利用电视、报纸杂志、社区宣传栏、网络等媒介，来阐释体育的功能和作用，让老年人对体育活动的好处有更深的理解，从而养成自觉参与体育活动的习惯。二是开办老年人养生、健身知识讲座，让老年人能够科学健身。

---

① 闫凯. 让群众在家门口享受运动健身的乐趣 [N]. 太行日报，2024-01-17（002）.

三是在全社会大力宣传老年人从事体育活动的先进典型事迹，开展评选如老年体育先进个人、先进小区等活动，推进老年人体育不断发展。四是弘扬老年人体育健身文化。我们要大力弘扬老年人身边的体育健身文化，老年人热爱生活，积极向上，不甘寂寞，着眼未来，教育后人，有很多感人故事，可以通过电影、电视剧、微视频等不同形式，来反映老年人体育健身的幸福生活。

（二）改进宣传方式，提升老年人体育传播效果

老年人体育宣传可以通过建设科学健身科普画廊以及全民健身、健康中国、老年人体育发展规划等专题讲座形式，做好全民健身的政策法规宣传；通过全民健身节、全国老年人体育健身运动会等重大活动，做好体育赛事与活动宣传；通过电视、手机、网络媒体推广简单实用的健身知识和方法，做好运动项目普及宣传；通过总结老年人体育社团、体育赛事、体育活动的经验，做好老年人体育服务典型宣传；通过现代化的媒体手段，建立老年人健身信息平台，做好老年人体育的网络宣传。通过各种宣传方式，能够引导动员老年人积极参与体育健身活动，在全社会形成支持老年人体育的浓厚氛围。同时，还要保证宣传质量与效果，不仅要传播权威、科学的健身与健康知识，还要用通俗易懂的语言来表达，提升老年人体育传播的效果。

（三）重塑老年人体育参与舆论语境，营造良好体育参与氛围

要面向社会广泛开展人口老龄化国情教育，大力倡导"积极老龄化""健康老龄化"理念，优化老年人体育参与环境。社会舆论对老年人健身引发的问题的关注，已经成为引发社会全体焦虑的锚点。媒体作为老年人舆论的风向标，要营造全面支持老年人体育参与的氛围。具体来说，第一，媒体需要增加对老年体育活动的关注，加大老年人体育参与的宣传力度，增加报道的数量，在全社会营造人人参与、大家支持的老年人体育氛围，为老有所为和"健康老龄化""积极老龄化"营造良好的氛围，提高老年人通过体育来实现老有所学、老有所为的影响力和美誉度。[1]第二，广泛动员社会力量的积极参与和支持，充分运用广播、电视、报纸、

---

① 吴孟菲.深圳人运动健身很科技 [N].深圳特区报，2024-01-16（A03）.

期刊、网络等媒体的力量，广泛宣传老年人体育参与的重大意义，宣传老年人赛事与活动中涌现出的先进老年人物和支持老年人的先进事迹。第三，提升报道质量，多做帮助老年人解决体育活动实际问题的深度报道。第四，多做正面报道，负面内容注意客观地分析问题，减少社会对老年人体育的误解。通过媒体的宣传教育，能够破除各种制约老年人体育参与的传统观念，引导全社会认可老年人的价值，接纳老年人各种形式的体育参与行为，努力营造全社会积极看待、热情支持老年人体育参与的良好氛围。第五，宣传内容要与时俱进，多做深度传播。面对老龄化社会带来的挑战，面对老年群体日益增长的健康与健身需求，面对健身与健康产业的巨大发展机遇，主流媒体必须科学分析、有效洞察，持续探索老年人喜闻乐见的全新表达方式和多元化呈现方式，为"健康老龄化"与"积极老龄化"贡献力量。

六、弘扬传统美德，构建个人社会支持网

老年人的个人社会支持网络可分为一级社会网络和二级社会网络。一级社会网络是指具有血缘关系的网络，包括老年人的配偶、子女等家庭成员；二级社会网络是指连接家庭与社区的具有地缘和业缘关系的邻里朋友、单位同事等元素或相关元素集合。

（一）营造家庭体育氛围，引导老年人养成锻炼习惯

在中国传统社会关系中，家庭是老年人养老的重要场所。家庭养老既是一种责任，又是中国"孝文化"的传承。家庭在本书所构建的个人社会支持网中是最重要的支持力量，是个人社会支持网中的一级社会网络，家庭成员有责任和义务支持老年人开展体育健身活动。家庭成员支持老年人体育活动对内是一种责任，对外则是一种价值理念，是一种"积极老龄化"与传统公共道德中"孝文化"有机结合的价值观。在我国，老年人体育服务社会支持系统尚未正式建立起来的现实背景下，有必要继续加强传统家庭支持与扶助的作用。因此，作为子女有必要在父母还相对"年轻"的时候，营造良好的家庭体育氛围，引导老年人养成体育锻炼的习惯，鼓励其积极参加锻炼，强身健体，培养其通过体育参与"积极老龄

化"。^①同时，在父母步入年迈阶段时，要陪伴和引导高龄老年人参与一些力所能及的体育活动，这既有助于老年人健康的改善与提升，又能满足老年人需要陪伴的精神慰藉。在老年人体育服务家庭支持网络的构建上，有必要传承传统"孝文化"，强化家庭的物质帮助与精神照护功能。要在全社会弘扬"积极老龄化"理念，在各级单位广泛开展人口老龄化国情教育，向年轻人普及体育参与对老年人身心健康的重要性和关于帮助老年人进行适应性的身体活动的知识。同时，树立家庭支持老年人体育的典型，引导更多的家庭支持老年人的体育活动。

（二）加强敬老爱老道德建设，构建邻里互助支持网络

增权理论认为，将对老年人的社会支持作为增权的一种介入方法，通过在社区建立老年人社会支持网络，可以有效地满足老年人的工具性需要和表意性需要。搭建邻里互助网络，能够让老年人聚在一起进行医疗保健和体育休闲活动，形成社群，共同分享他们需要的服务。邻里之间组织开展活动，不仅能够增进社区的人际往来关系，使老人不再孤立，还能够帮助老年人进行相互沟通和交流，分享体育活动给他们带来的乐趣。在个人社会支持网中，邻里、朋友等二级社会网络会因为邻里的异质性导致关系淡薄和支持作用不明显的问题。因此，加强思想道德建设，宣传新的老年观，提升二级社会支持网络的敬老爱老意识，可以通过在二级社会网络所在的社区、协会和艺术团体中加强现有老龄化形势的相关知识普及，实现尊老敬老意识全覆盖。首先，要将尊老、爱老等思想观念深入人心，给予老年人尊重和支持。其次，积极主动地参与到老年人的体育活动中去，不仅要在体育锻炼时为老年人提供指导，还要在日常生活中体现邻里之间的互帮互助。再次，还应该充分发挥邻里、朋友等个人支持对老年人体育信息的支持作用，他们是老年人重要的信息来源，应当积极主动地加强与老年人之间的沟通交流，满足老年人对体育信息和服务需求。最后，要积极鼓励老年人群之间的自主互助，组建老年互助队。

（三）弘扬积极老龄化观念，引导老年人自助与互助发展

积极老龄化是当前国际社会大力倡导的应对人口老龄化的重要理念，这一理

---

① 朱为模.谁有资格开运动处方，医生、运动健康博士、健身教练还是ChatGPT? [J].体育科研，2024，45（1）：1-9.

念认为：老年人群体蕴含着巨大的价值，是一种尚未完全开发的人力资源。积极老龄化也是本书构建老年人体育服务社会支持系统的基本理念之一。我国政府也积极鼓励老年人参加社会生活并进行自我管理。2013 年，《国务院关于加快发展养老服务业的若干意见》就提出，支持老年群众组织开展自我管理、自我服务和服务社会活动。老年人之间的自助与互助也是推动老年人体育事业发展的重要手段，因此，在政府与社会支持的基础上，老年人要积极开展自助互助志愿活动。尤其是在体育社团或者其他组织中有体育专业背景的老年人，要鼓励他们继续为社区的老年体育事业服务，从而形成老年人自助与互助的良性循环。老年人的互助志愿服务可以通过结对帮扶组成老年互助队，形成低龄老年人服务高龄老年人，健康老年人帮助失能老年人的自助与互助的社会氛围，为积极应对人口老龄化作出新贡献。

第十章 老年人体育服务供给优化的策略

本章为老年人体育服务供给优化的策略，共分为两节，分别是我国社区老年人体育服务供给优化的对策、我国社会力量参与老年人公共体育服务供给的优化策略。

第一节 我国社区老年人体育服务 供给优化的对策

社区作为开展老年人体育活动的重要领地，在老年人体育服务体系建设中占有十分重要的地位，社区体育是促进老年人参与体育和增进健康的重要策略，社区是老年人体育政策实施的推动主体；在社区中给老年人提供社交类服务，如指导老年人锻炼、行走、加强肌力和平衡训练等，同时还配有家务类服务、个人护理类服务、医疗类服务等其他综合服务；体育活动被纳入社区建设之中，并成了一种重要战略手段，并配备了高水平的体育指导员，以推进社区体育的发展。因此，我国应该大力开展以社区为依托的老年人体育活动，将体育活动融入日常生活当中，使老年人养成良好的锻炼习惯，同时配备相关的基础设施。通过改善体育设施、建立社区保健服务、加强与社区医院合作、建设社区老年人体育组织以及营造锻炼氛围等，有利于形成老年人"体育健康促进"的社区生活方式。

一、推动管理重心下移社区，培育社区老年人体育服务能力

从发达国家老年人体育服务的实践经验来看，社区是老年人体育活动开展和促进健康的重要场所，是老年体育政策执行的推动主体。从老年人的健身需求看，他们更注重健身场所是否距离近、便捷，相较于集中居住的养老服务机构，从所居住的社区中获得持续、稳定的服务更符合老年人的心理和服务需求。因此，应从保障老年人"在社区进行体育参与活动"的目标出发，提高社区老年人体育服务能力。在具体措施上，首先，要加强社区管理的内部治理，不断增加社区内部社会资本存量，提高社区主体参与老年人体育服务的供给能力；其次，提升社区内部管理人员的奉献精神、志愿精神和体育专业能力，增强社区管理人员的体育服务能力；最后，逐步完善老年人体育组织孵化基地，培育社区老年人体育社团，政府通过向社区老年人体育社团购买体育服务的方式来为老年人体育社团输血助

力。① 此外，社区还要协同社区内其他社会支持主体共同做好老年人体育服务。社区可以通过协同居委会以及工、青、妇等群众团体，建立社区体育社团、文体中心、各类健身指导站、健身俱乐部等社区体育组织，行使对老年人体育的领导和管理职能；充分利用社区各种体育资源，协同社区医院，积极参与对老年人的健康指导服务，开具老年人运动处方，推广科学健身治疗慢性病等老年人体育服务；协同社区各种老年人体育组织，保证老年人体育活动的制度化、日常化、生活化，为老年人体育的发展提供多方位的服务。

二、推进社区老年宜居环境建设，配建老年人身边的身设施

老年宜居环境主要是指环境规划和建设应当符合老龄化发展要求，为老年人日常生活和参与社会服务创造安全、便利、舒适的环境。为着力解决老年人的住和行问题，《老年人权益保障法》明确规定：要推进社区宜居环境建设，为老年人提供安全、便利和舒适的环境；并明确要求要根据老年人的特点，建设适合老年人的文化体育设施。体育场地设施作为老年人体育活动的最基本需求，对其的支持是至关重要的，这部分如果出现了问题，就会给老年人带来很多困难。因此，城市社区应配合国家推进老年宜居环境建设，建设老年人身边的体育健身设施。在社区公园、住宅小区房前屋后修建适合老年人锻炼的场地，配建相应设施，让老年人出门就有地方健身，高龄老年人下楼就有设施可以锻炼，甚至还可以在老年人家里配备方便老年人锻炼的设施。近年来，智能化产品大量涌现，给老年人的生活带来了极大便利。如智能化健身装备、可穿戴健身监测设备等就很适合老年人，能够帮助老年人进行健康与锻炼管理，并及时监测锻炼结果。

三、整合社区体育人力资源，提升老年人体育服务水平

是否拥有一支专业的服务队伍是决定基层老年人体育工作开展得好坏的重要因素，对老年人养成科学健身习惯具有重要意义。因此，要加强为老年人服务队伍的专业化建设，加快老年人体育服务人才的培养，提升老年人体育活动组织和

① 陈力全，李悠，任彦军，等. 结构性健身运动对老年人体适能的影响 [J]. 中国老年学杂志，2020，40（5）：1007-1009.

指导能力。很多社区拥有丰富的体育人力资源，如社区体育社团有着各个运动项目的专业技术人才，社区医院有专业的保健医生，社区学校有专业的体育教师，社区体育院校还有专业的教师与学生。因此，整合社区体育人力资源来发展社区体育是一条切实可行的路径。[①] 在老年人体育服务人员的吸纳方面，可以采取"引进来"和"送出去"且与体育院校相结合的模式。如从高等院校引入体育专业人士，以实习或者就业的方式来充实社区老年人体育服务工作人员队伍；也可聘请高校的专家、学者在社区举办老年人科学健身讲座、制作并发放老年人科学健身简报以普及科学锻炼的相关知识。针对不同类型的老年人群体，要提供不同层次的体育服务，实行分类管理。对于低龄老人，要鼓励他们在体育活动之余积极参与社区体育管理，达到以体育参与来促进"积极老龄化"的目的；对于高龄老人和健康状况较差的老年人，要整合社区社会体育指导员与体育志愿者队伍来保护和指导他们进行体育锻炼，对锻炼项目、器材、时间都要有较为严格的把控，防止在进行体育锻炼过程中出现损伤。此外，还可以借助高校和科研院所的力量来加强老年人体育的理论研究，深刻把握老年人体育工作规律，为老年人体育服务提供保障。有计划地在体育院校和中等职业学校增设老年人体育服务相关专业和课程，培养精通老年医学、护理、营养、心理和体育康复保健等方面的专业人才。

四、建立医体结合支持体系，普及和推广社区老年人"运动处方"

《"健康中国 2030"规划纲要》提出要体医结合，利用非医疗干预手段来治疗慢性病。因此，要对老年人健身进行科学指导，就需要体育部门、医疗机构等相关单位形成合力，建立体医结合的服务支撑体系，科学、合理地为老年人提供健身指导。以社区为依托的老年人医体结合健身指导服务，可以从以下几个方面入手：首先，向老年人普及科学运动知识，宣传运动要坚持全面锻炼、循序渐进、持之以恒这三个原则，强调老年人要把握好自身的情况、运动的目的、活动的环境、项目的选择、运动的强度五项因素。其次，强调老年人运动的个性化特点。不同的老年人在做不同的运动时，可能有不同的易受伤处，这就需要根据老

---

① 刘宗辉. 社区老年人"体医结合"健身模式服务质量评价研究 [J]. 湖北体育科技，2019，38（1）：30-34，69.

年人的不同年龄、不同性别、不同体质，提供有针对性的"运动处方"，为老年人量身定制包括运动种类、运动强度、持续时间等方案，使老年人享受到个性化、差异化的运动服务。目前，在我国部分地区，作为一种体质监测、运动指导的有效手段，"运动处方"也逐渐被人们接受。一些具有资质的医生不仅会根据公众的身体情况提出锻炼指导建议，还会针对其所在社区健身器材的种类，帮助其选择健身项目、锻炼频次等，这充分体现了定制化的特点。再次，加强体医结合人才的培养，推动"运动处方"进一步普及。继续加大运动医疗学科的建设，支持鼓励三级甲等医院设立运动医疗科，形成上下贯通的医疗服务网络，带动运动处方师、运动健身指导人员、康复治疗师等专业人才队伍的培养。最后，卫生、体育部门也要共同努力，协作培养能开"运动处方"的医生。这方面可以借鉴澳大利亚培养全科医生的做法，支持和鼓励全科医生在社区中开设老年人康复医疗点，实现社区老年人康复医疗点与医院的服务对接，并注意社会体育指导员队伍和全科医生队伍的有机结合。[①] 在具体措施上，协同社会体育指导员、社区医生、体育志愿者组建社区老年健康工作团队，在社区广泛开展"社区主动健康计划"，为老年人营造良好的体育参与支持环境，让每位老年人都能够便捷地获取到健康信息和体验到高质量的体育服务。

五、建立社区老年人体育服务数据库，构建信息化管理平台

日新月异的互联网与大数据技术给当前的老年人体育信息服务带来了新的技术支持。国家体育总局正在建设共享健身网，这一网络平台是在老年人体质健康评估、健身服务、医疗服务等领域中搭建的线上、线下老年人体育服务平台，旨在提升老年人体育服务的智能化水平，开启智慧健身新模式。在互联网大数据技术的支持下，社区也要整合相关体育服务资源，协同社区医院、高等学校等组织的专业技术，建立社区老年人体育服务数据库，构建信息化管理平台。这一平台要以社区为单位，对老年人进行体质健康、体育活动的信息采集，并与医疗记录相通，建立完善的老年人体质健康档案。在北上广及武汉等大城市中许多社区已经开启了这项工作，并取得了良好的效果。同时，信息化管理平台也可以将单一

---

① 李成明. 健身走运动对老年人体成分的影响 [J]. 安徽体育科技，2013，34（6）：46-49.

社区点串联起来，形成老年人体育服务资源"面"，这样可以有效提升医疗资源和体育资源的配置优化程度。信息化管理平台还具有收集老年人体育服务需求、传播老年人体育政策、获取科学健身知识的功能。

第二节　我国社会力量参与老年人公共体育服务供给的优化策略

一、采取多元培育举措，提升社会力量全面参与的能力

社会力量不同于政府与市场，其能在较小的范围内，以更为弹性的方式，灵活地开展活动，为老年人群体提供必需的体育服务，填补政府在供给老年人公共体育服务上的空白。社会力量既是联结政府与老年人群体的纽带，又是老年人公共体育服务生产的核心主体，具有重要的地位和作用。因此，以社会力量多元培育举措为手段，提升社会力量参与服务供给的能力，是提高社会力量参与老年人公共体育服务供给质量与效率的关键环节。第一，应构建社会组织孵化机制[①]。以激励发展与制度规范并重、强化扶持与独立成长并重为基本发展原则，有针对性地培育和发展老年人体育社会组织，尤其要重点发展与老年人公共体育服务有关的体育行业内体育组织、体制内体育组织，以及一些具有体育功能的综合性组织。同时，要健全社会组织各项制度，完善法人治理结构。要构建诚信建设机制，制定体育社会组织自律与诚信建设评估指标，并建立体育社会组织诚信档案。第二，应完善志愿服务管理制度。要建立志愿者选择机制，因为老年人公共体育服务的特殊性，对志愿者的专业性提出了较高的要求，所以要重点吸收相关专业企事业单位人士（如高校体育学院，医学院的学生、教师）成为老年人体育服务志愿力量；建立志愿者积分制度，以激发志愿者的积极性与主动性，引导其自觉主动提升自身的专业服务能力，从而促进老年人公共体育志愿服务专门化、制度化和规范化发展。第三，应构建市场组织引入机制。以政府与社会力量之间的合作共赢

---

① 李二朋.健身快步走对60～69岁老年人身体素质相关指标影响的实验性研究 [D].济南：山东体育学院，2011.

为原则，降低以老年人公共体育服务供给为主要内容的体育市场组织的准入门槛，为体育市场组织承接老年人公共体育服务搭建良好的平台和营造宽松的外部环境，如可以为体育市场组织提供优惠政策或免税政策等。

二、挖掘潜在社会力量，确保体育服务的全方位供给

多中心治理以自主治理为基础，允许多个权力中心或服务中心并存，通过相互合作来给予公民更多的选择权和更好的服务。其具有治理主体多元化、治理结构网络化、治理效益最大化的基本特征，并能建立起一种准竞争或者竞争机制，使各中心主体对公共服务或物品的生产、使用与维护展开竞争，旨在降低成本、提高质量与增强回应性。因此，挖掘潜在的社会力量参与老年人公共体育服务供给，不仅能丰富老年人公共体育服务供给的内容，还能有效地提高老年人公共体育服务供给的效率与质量，实现老年人公共体育服务供给领域的全方位布局。第一，营造家庭体育氛围，鼓励老年人参与体育运动。[①] 家庭成员要从时间、经济条件以及体育意识等多方面来为老年人参与体育锻炼提供支持，这对老年人预防疾病，促进身心健康，甚至降低家庭医疗费用，提高整个社会的健康水平都具有重要的作用。第二，兼顾传统媒体与新媒体传播方式，加强老年人体育信息宣传力度。由老年人体育健身科普画廊等单向传播，向体育健康知识专题讲座等双向传播，及网络、手机社交媒体等多向互动式传播转变。第三，实施"银龄互助"计划，引导"以老治老"新风尚。人口老龄化既是挑战也是机遇，如何挖掘老年人口红利，应对老龄化也是需要深度思考的问题。第四，构建老年人体育的"三社联动"模式，形成完整的老年人公共体育服务供给格局。"三社联动"意在充分发挥社区的基础平台作用、社会组织的服务载体作用、社会工作人才的专业支撑作用，重在完善社区组织发现居民需求、统筹设计服务项目、支持社会组织承接、引导专业社会工作团队参与的工作体系。"三社联动"实质上是一种跨部门协作方式。所谓跨部门协作，是指共同参与解决问题、信息共享和资源分配的多边集体关系。

---

① 常燕，钟霞，邓晓岚，等. 有氧健身锻炼对改善老年人体成分的作用 [J]. 中国体育科技，2003（5）：50-51.

参考文献

[1] 运动健身引领社交新风尚 [N]. 经济日报，2024-03-16（008）.

[2] 方舒，卢兴. 社交媒介赋能健身运动：随迁老人社会适应研究 [J]. 湖北体育科技，2024，43（2）：70-74，91.

[3] 左翰嫡，文子玉. 推广体育运动助力全民健身 [N]. 中国纪检监察报，2024-03-10（2）.

[4] 王文魁，贾绮，张锋. 全民健身运动对我国体育产业发展的推动价值探析 [J]. 文体用品与科技，2024（5）：10-12.

[5] 马晓强. 高校跳绳项目对全民健身发展的贡献研究 [J]. 文体用品与科技，2024（5）：13-15.

[6] 陈艳玲. 基于全民健身背景探讨大众健身操的推广意义 [J]. 文体用品与科技，2024（5）：34-36.

[7] 王捷，郭雪峰，王向阳. 身心健康夯实健康驻马店建设基础 [N]. 驻马店日报，2024-03-06（8）.

[8] 刘昕馨，朱宁，生一炜，等. 全民健身背景下击剑运动产业链的发展现状及其对运动员产生的影响 [J]. 文体用品与科技，2024（4）：4-6.

[9] 郭占恒. 从"建设体育强省"看"建设体育强国" [J]. 浙江经济，2024（2）：6-10.

[10] 黄琪，庞佳乐. 全民健身发展背景下桥牌运动推广路径分析 [J]. 冰雪体育创新研究，2024，5（4）：179-181.

[11] 王群朋，沙正荣，胡婧文，等. 船舶推行"街舞"健身运动的可行性研究 [J]. 珠江水运，2024（3）：112-114.

[12] 杨送红，熊米娜，杨胜，等. 健康老龄化背景下不同运动干预改善老年人体适能的实证研究 [J]. 福建体育科技，2024，43（1）：34-40，54.

[13] 李增曦，陈雪莹. 全民健身视域下民族武术套路运动的发展策略分析 [J]. 当代体育科技，2024，14（4）：102-104.

[14] 杨昊 . 中小学体育教学中学生终身体育意识的培养探讨 [J]. 成才之路，2024
（4）：69-72.

[15] 姜淇也 . 智能体育在促进全民健身方面的应用及影响研究 [J]. 文体用品与科
技，2024（3）：187-189.

[16] 王蓓贝，张居忠，曹姗珊 . 市体育局：倾力打造冬季群众体育赛事盛宴 [N].
济南日报，2024-02-01（8）.

[17] 陈日益 . 对症运动，既健身又防病 [J]. 健康生活，2024（2）：39-40.

[18] 彭松英，崔世周，蔡森帆 . 桂林市高校健身健美运动的开展现状 [J]. 新体育，
2024（2）：110-112.

[19] 肖阳熠 . 全民健身运动三秦 [N]. 陕西日报，2024-01-27（12）.

[20] 许筱 . 乡村振兴视域下推进农村全民健身的策略研究 [J]. 村委主任，2024，
（2）：27-29.

[21] 张文涵 . 陕西省全民健身运动与体育产业的发展研究 [J]. 文体用品与科技，
2024（2）：31-33.

[22] 魏伟，章阳，洪梦遥，等 . 建成环境对户外空间健身活力的影响及其异质
性——以武汉市主城区为例 [J]. 地理科学进展，2024，43（1）：93-109.

[23] 王聪，唐文杰 . 有氧运动联合抗阻力训练对中年男性健身效果影响分析——
以加壹合健身俱乐部为例 [J]. 体育科技文献通报，2024，32（1）：160-
163，167.

[24] 闫凯 . 让群众在家门口享受运动健身的乐趣 [N]. 太行日报，2024-01-17（2）.

[25] 吴孟菲 . 深圳人运动健身很科技 [N]. 深圳特区报，2024-01-16（A3）.

[26] 朱为模 . 谁有资格开运动处方，医生、运动健康博士、健身教练还是
ChatGPT？[J]. 体育科研，2024，45（1）：1-9.

[27] 刘宗辉 . 社区老年人"体医结合"健身模式服务质量评价研究 [J]. 湖北体育
科技，2019，38（1）：30-34，69.

[28] 李成明 . 健身走运动对老年人体成分的影响 [J]. 安徽体育科技，2013，34（6）：
46-49.

[29] 盛珍贵 . 基于老龄化社会背景下的老年户外健身器材交互设计研究 [D]. 上
海：华东理工大学，2012.

[30] 李二朋 . 健身快步走对 60～69 岁老年人身体素质相关指标影响的实验性研
究 [D]. 济南：山东体育学院，2011.

[31] 常燕，钟霞，邓晓岚，等 . 有氧健身锻炼对改善老年人体成分的作用 [J]. 中
国体育科技，2003（5）：50-51.